Harald Kluge

heilsame Berührungen

Harald Kluge

heilsame Berührungen

12 Predigten zum Nach-Denken aus dem reformierten Wien

Fromm Verlag

Impressum/Imprint (nur für Deutschland/ only for Germany)
Bibliografische Information der Deutschen Nationalbibliothek: Die Deutsche Nationalbibliothek verzeichnet diese Publikation in der Deutschen Nationalbibliografie; detaillierte bibliografische Daten sind im Internet über http://dnb.d-nb.de abrufbar.

Coverbild: www.ingimage.com

Contact:
International Book Market Service Ltd., 17 Rue Meldrum, Beau Bassin, 1713-01 Mauritius
Website: www.bookmarketservice.com
Email: info@bookmarketservice.com

Gedruckt in: USA, UK, Deutschland. Dieses Buch wurde nicht in Mauritius produziert.

Imprint (only for USA, GB)
Bibliographic information published by the Deutsche Nationalbibliothek: The Deutsche Nationalbibliothek lists this publication in the Deutsche Nationalbibliografie; detailed bibliographic data are available in the Internet at http://dnb.d-nb.de.

Cover image: www.ingimage.com

Contact:
International Book Market Service Ltd., 17 Rue Meldrum, Beau Bassin, 1713-01 Mauritius
Website: www.bookmarketservice.com
Email: info@bookmarketservice.com

Printed in: U.S.A., U.K., Germany. This book was not produced in Mauritius.

ISBN: 978-3-8416-0214-5

„heilsame Berührungen"

12 Predigten zum Nach - Denken aus dem reformierten Wien

VORAUSGEDACHT

Lassen Sie sich „heilsam berühren“ von 12 Predigten aus dem reformierten Wien. Heilsam und berührend sind Predigten allemal, weil sie aus biblischen Geschichten und Texten entstehen und ihre Kraft daraus schöpfen wollen, wo Gott uns Menschen ganz nahe geht und nahe kommt. Gelingt natürlich nur in den seltensten Fällen. Launisch sind manche der Predigten, weil predigen exzentrisch und inkonsequent sein muss. Denn ein Text und eine Geschichte können nie konsequent dargestellt und vollständig durchleuchtet werden. Auch bizarr und flatterhaft mögen manche Predigten anmuten, denn sie wollen sich erst gar nicht festmachen lassen und Sie nur verführen - zum eigenen Nach-Denken und Nach-Lesen und Nach-Sinnen mit allen Sinnen, vielleicht bei einer guten Tasse Kaffee am Weg zum Arbeitsplatz oder mit einer heißen Tasse Tee vorm Einschlafen.

Der Glaube kann mich berühren, anstecken und mir bessere Flügel verleihen als ein Energydrink. Wie die Begegnungen mit Jesus selbst, können die Texte und Geschichten der Bibel für uns heute noch, wohltuend sein und heilsam werden. Es geht um das, was man halt so alles glaubt und aberglaubt., wie einem die Erleuchtung beim Abwasch und Bügeln kommen kann, und was es mit unseren persönlichen religiösen Kennmelodien auf sich hat. Die Predigten sind durchwegs als Liebeserklärungen an das Alltägliche und Gewöhnliche gedacht, in denen Mystik, Spiritualität und Religion immer wieder durchbrechen. Wie würde die Stellung von Jesus zum Frauentag aussehen? Was hat es mit der sprichwörtlichen salomonischen Weisheit der Ameisen auf sich? Und warum gehört der Glaube keinesfalls auf die Sondermülldeponie der Geschichte? Die Einsicht, dass unser Leben keinesfalls eine Pflichtübung sein darf und das Experimentieren mit dem christlichen Glauben und den damit verbundenen Zwangshandlungen, können uns neue Gebiete aufschließen.

Ganz anders sieht es hingegen aus, wenn wir uns fragen, warum wir uns verstärkt in die Arbeit flüchten und wohin uns das nicht bringt. Wie Clowns und Propheten aus der Rolle fallen, damit wir aus den Fallen rollen können, könnte für ebenso „heilsam“ sein, wie die Erkenntnis, dass auch Jesus geurlaubt hat.

Viel Spaß beim Schmökern, Nach-Lesen und Nach-Denken.

Harald Kluge

Werde weise wie die Ameise.

Gemeinsamkeit macht stark.

Geh zur Ameise, du Fauler,

sieh dir ihre Wege an, und werde weise.

Obwohl sie keinen Anführer hat,

keinen Aufseher und Herrscher,

sorgt sie im Sommer für ihr Futter,

sammelt sie in der Erntezeit ihre Nahrung

Wie lange, du Fauler, willst du liegen bleiben,

wann willst du aufstehen von deinem Schlaf?

Noch ein wenig schlafen, noch ein wenig schlummern,

noch ein wenig die Hände ineinander legen und liegen bleiben -

da kommt wie ein Räuber die Armut über dich

und wie ein bewaffneter Mann der Mangel.

Sprüche 6, 6-11

Noch einmal umdrehen, zehn Minuten dösen. Wer von uns kennt das nicht vorm Aufstehen. Noch ein wenig die Hände ineinander, in den Schoss, legen und noch ein paar Minuten liegen bleiben.

Aaaah. Nein, leider lassen sich die Probleme nicht so einfach wegschlafen. Das wär fein. Augen zu, einschlafen, und am nächsten Morgen ist alles paletti. Traumlösungen. Dreamsolutions. Träumen sie die Krisen, die Probleme dieser Welt einfach weg. Gestern schlafe ich mit den neuesten Nachrichten von der Dürrekatastrophe am Horn von Afrika ein, und heute Morgen lese ich keinen Satz darüber in meiner Frühstückszeitung. Hat sich über Nacht die Lage etwa entschärft? Leider nein. Gerade jetzt im heißen Sommer, wenn es in der Früh schon im Schlafzimmer 28 °C und am Nachmittag – für alle, di e eine Siesta halten können – die Skala die 30 °C und mehr erreicht. Da wäre es d as Feinste und Klügste, noch ein wenig zu schlummern.

Auch hier spielt die Bibel den Spaßverderber. Gerade das soll eben nicht so sein. Ausruhen hat seine Zeit – Freizeit - und das Arbeiten hat seine Zeit - Arbeitszeit. Und wer das vergessen haben sollte, soll sich ein Beispiel an den Ameisen nehmen, meinte der weise König Salomo bereits vor knapp 3.000 Jahren. Für alle Faulen unter uns, oder in Momenten, wo uns die Trägheit wie ein Laster überfährt, gilt:

Du Fauler! Werde weise! Geh zur Ameise!

Da kannst du noch was lernen. Ameisen behaupten sich seit 130 Millionen Jahren auf diesem Planeten. Sie haben eine gemeinschaftliche Fähigkeit entwickelt, nahezu allen Problemlagen zu trotzen. Und wenn sich für sie ein Weg verschließt, werden einfach Umwege gesucht. Ameisen scheinen immer unterwegs und bei der Arbeit zu sein. Sie haben die pfiffigsten Überlebensstrategien entwickelt.

Wenn ihnen das Wasser bis zum Hals steht, fangen tausende Individuen an, es aufzuschlürfen und anderswo abzulassen.

Wenn Wasser in ihren Bau eindringt, beginnen Hunderte ihre Köpfe in die offenen Löcher zu stecken und das Heim abzudichten.

Wenn eine Beute zu schwer wird, fordern sie Unterstützung an.

Wenn es eine Brücke braucht, verhaken sie sich dicht ineinander, um möglichst vielen den Übergang zu ermöglichen.

Wenn Hunger herrscht, ziehen die Stärksten aus, um Futter zu suchen.

Wenn Gefahr droht, werden die schnellsten Beine losgeschickt, um die Lage zu klären.

Und zum Besten, was sich von Ameisen – oder fast von allen Tieren lernen lässt – ist: Gib niemals auf! Dass all diese Arbeitsbereiche scheinbar ohne Führung durchgeführt werden, ist nebenbei das Bemerkenswerteste und gehört zu einem eigenen Forschungsgebiet: der selbstorganisierenden Systeme. Als würde alles von unsichtbarer Hand gelenkt, von einem Computerspieler oder einem unerkannten Schöpfer, der seine Truppen und Einzelwesen steuert. Dabei haben Ameisen sich als eine Staatenkolonie – die sich untereinander nicht befehden – etwa auf einer Länge von 5760 km in Südeuropa von der italienischen Riviera bis in den Nordwesten Spaniens ausgebreitet mit Dependancen in Kalifornien und Japan. Von Ameisen lernen, heißt wohl von den Siegern zu lernen. Millionen Ameisenbauten mit

Milliarden Individuen sind der Beweis dafür. Und schon König Salomo war von ihnen angetan und meinte, von diesen Tieren lässt sich manches lernen, gerade für die Faulen unter uns.

Die Fähigkeit, zusammenzuwirken, anscheinend ohne einen Aufpasser, einen König oder Kaiser, einen Anführer ... das hat selbst dem weisen König Salomo imponiert und ist ein Rätsel der Biologie. Tiere haben wohl keine höhere individuelle Intelligenz, aber beeindrucken oft durch eine Intelligenz, die im Kollektiv erscheint. Eine Ameise bewirkt nur wenig, aber wer von uns eine in der Küche findet, dem schwant nichts Gutes, da kommen üblicherweise noch mehr von den Viechern. Viele dumme Tiere können im Kollektiv bemerkenswerte Dinge vollbringen. Ein Pinguin kann erfrieren – im Kollektiv unter 100en Pinguinen wärmen sie sich gegenseitig. Eine Biene schafft keinen Bienenstock, aber durch den Flügelschlag Hunderter Bienen hält sich die Temperatur im Bienenstock auf angenehmen Temperaturen. Dass wir Menschen hingegen oft als Individuen recht gescheit sind, aber im Kollektiv verdummen, ist da schon tragisch.

Nicht nur König Salomo, Sohn Davids und König von Israel 970-931 v. Chr., sondern auch Informatiker im 21. Jahrhundert sind von der kollektiven Intelligenz, der Fähigkeit von Tieren zur Selbstorganisation ohne scheinbarer Führung fasziniert. Salomo meinte, man könne Gewinn für seine Weisheit ziehen und etwas gegen seine Faulheit und Trägheit tun, wenn man die Wege der Ameisen nur lange genug betrachtet. Also sinnieren wir ein wenig über diese kleinen mit Duftmarken versehenen Wege dieser kleinen oft übersehenen und zerquetschten und lästigen – wie wir aus dem Biologieunterricht wissen, so wichtigen - Tierart nach. Die moderne interdisziplinäre Forschung sucht messbaren Gewinn, der sich ummünzen lässt, in dieser scheinbar einzigartigen genetischen Anlage, sich frei in einem Kollektiv zu organisieren.

Selbstorganisierende Systeme begegnen uns täglich, aber man erkennt sie kaum. Ein Merkmal dabei ist, dass es keinen externen Operator gibt, der ständig Kontrolle übt. Das System funktioniert mit seiner besonderen Effizienz nur selbstorganisiert. Würde man es unter eine Führungsleitung stellen, bräche es zusammen. Für Handynetze, Wirtschaftsnetzwerke, EDV-Netze wurde dieses System schon fruchtbar gemacht - die Kraft der Selbstorganisation!

Religionen sind auch ein Tummelfeld selbstorganisierender Systeme. Das junge Christentum hatte seine besondere Stärke, sich selbstorganisiert auszubreiten. Jesus bestimmt 70 Menschen, Männer und Frauen, und schickt sie in die Gebiete, die er besuchen will, los. Er gibt ihnen nur vage Anleitungen und ist sicher, dass sie es von sich aus schaffen, Menschen zu heilen, sie mit der frohen Botschaft zu erreichen und vieles mehr. Jesus setzt hier auf Selbstorganisation, so wie die Apostel nach seinem Tod und seiner Auferstehung es ebenso den einzelnen missionarischen Zellen zu allem Anfang überlassen, wie sich die Bewegung verbreitet.

„Wir wissen noch nicht, wohin es mit uns geht, dafür sind wir schneller dort." Und es ist wirklich fraglich, ob die Hierarchisierung und Dogmatisierung, das Festschreiben von Lehrmeinungen, die Einführung einer Bischofshierarchie der Religion inhaltlich und geistlich gut getan hat. Vielleicht hat sich das Christentum wegen der Einführung von Leitungsämtern und einer strengen Hierarchie oder es hat sich trotz dieser Entwicklung so prächtig entwickelt. Ansichtssache.

Anfänglich folgten die Jesusjünger, darunter auch etliche Frauen, dem selbstorganisierenden Gedanken. Ihr Momentum, ihr Schwung basierte auf Basisarbeit in Basisgemeinden. Diese Strategie hatte ungeheuren Erfolg bei allen Schichten in der Bevölkerung, und wird heute in der Wirtschaft als Momentum-Strategie entdeckt und teuer verkauft. Jeder Schritt führt von alleine zum nächsten Schritt und zu einer Ausbildung einer natürlichen Organisationsform, die nicht ferngesteuert läuft und deshalb unvorhersehbar effizient werden kann.

Unsere Reformierte Kirche in Österreich legt großen Wert darauf, so eine Form von selbstorganisierendem System zu sein. Wir verzichten (noch) auf eine hierarchische Leitung und setzen stattdessen auf autonome Basisgemeinden. Dabei verliert sich jegliche zentrale Kontrolle. Selbstorganisierende Systeme folgen scheinbar keinem Plan, der einsichtig wäre. In der Wirtschaft ist es die immer wiederkehrende Mär von einem freiflorierenden, nicht oder nur wenig kontrollierten und geregelten Markt, der sich durch Angebot und Nachfrage und andere Faktoren fast nahezu selbst steuert und aufrechterhält. Zusammenbrechen wird das System dann - wie es sich in der Weltwirtschaft gezeigt hat -, wenn nicht alle oder zumindest nicht die meisten und einflussreichsten, an der Aufrechterhaltung dieses Systems Anteil haben und ihren Beitrag leisten wollen.

Salomo nennt sie beim Namen: Du Fauler! Du Sozialschmarotzer! Du sozialer Hängemattenjunkie! Scheinasylant! Sozialhilfeempfänger! Student! Steuerhinterzieher! Hochrisikospekulant! Setzen Sie ein, wen Sie als größten Obezahrer (österr. „fauler Mensch“, „Nichtstuer“) sehen.

Noch ein wenig schlafen, noch ein wenig schlummern,

noch ein wenig die Hände ineinander legen und liegen bleiben -

da kommt wie ein Räuber die Armut über dich

und wie ein bewaffneter Mann der Mangel.

Die Armut kann uns überraschen – gerade dann, wenn nicht, wie Ameisen es tun, hier vorgesorgt wurde. Aber das meint nun nicht, irgendwo genug Schätze anhäufen, um in der Not davon leben zu können. Ameisen zeichnen sich gerade dadurch aus, dass ein Individuum für ein anderes einspringt, wenn es nötig ist. Hat eine Ameise Hunger, wird ihr von den anderen mit Duftstoffen vermittelt, wo es Nahrung gibt. Oder einige Ameisen tun sich zusammen und gehen was zum Essen holen. Oder eine Kirchengemeinde springt zur Finanzierung einer anderen Gemeinde ein. Oder die reichen Staaten helfen den Menschen in den Gegenden, wo es gerade nichts zu essen und zu trinken und keine ausreichende medizinische Versorgung gibt.

Ich verstehe derzeit wirklich nicht, dass in Somalia, in Kenia, Äthiopien und in Uganda Menschen verhungern, verdursten, an Unter- und Mangelernährung und fehlenden Medikamenten zu Tausenden sterben, weil 1 lächerliche Milliarde EUR fehlen. Und andererseits lässt sich flott einmal ein Rettungsschirm spannen und zur Unterstützung notleidender Banken und Wirtschaften mehr als hundert Milliarden EUR in etwas hineinpumpen, das trotzdem zusammenbrechen kann. Laut dem UN-Büro zur Koordinierung humanitärer Angelegenheiten (OCHA) gilt die Ernährungssicherheitslage am Horn von Afrika als die derzeit „schlimmste Nahrungsmittelkrise der Welt“. Etwa 11 Millionen Menschen, darunter 2 Millionen Kinder, sind in Dschibuti, Äthiopien, Kenia, Somalia und Uganda davon betroffen und vom Tod bedroht. Die schlimmste Dürre seit 60 Jahren wurde durch zwei ausbleibende Regenzeiten ausgelöst. Vieh und Ernte sind auf riesigen Landstrichen komplett verloren. Und die Preise für Lebensmittel vor Ort am freien Markt steigen ins Astronomische. Riesige Flüchtlingsströme sind nach Kenia und Äthiopien unterwegs.

Das weltgrößte Flüchtlingscamp befindet sich in Dabaab im Nordosten Kenias mit 400.000 Menschen.

> Wir dürfen uns jetzt nicht wie Faule verhalten und uns hinter Ausreden verstecken. *„Nur noch 10 Minuten. Nur noch 10 Monate. Nur noch ein wenig schlafen, noch ein wenig schlummern, noch ein wenig die Hände ineinander legen und liegen bleiben."*

Auch hier können wir von der Ameise lernen, die tut, was nötig ist, zur rechten Zeit und nichts auf den morgigen Tag verschiebt. Schauen wir in Gottes wunderbare Schöpfung und lernen wir daraus.

Das wäre salomonisch weise.

„Jetzt setz dich her und gib a Ruh!“

Jesus und der Frauentag

Eine tüchtige Frau - wer findet sie?
Ihr Wert ist weit höher als der von Perlen.
Das Herz ihres Mannes vertraut auf sie,
und an Einkommen fehlt es ihm nicht.
Sie tut ihm Gutes und nicht Böses
alle Tage ihres Lebens.
Sie sorgt für Wolle und Flachs
und arbeitet, was ihren Händen gefällt.
Sie gleicht den Schiffen eines Kaufmanns,
von weit her bringt sie ihre Speisen.
Noch in der Nacht steht sie auf
und versorgt ihr Haus mit Nahrung
und weist ihren Mägden die Arbeit zu.
Sie will einen Acker haben und nimmt ihn sich,
vom Ertrag ihrer Hände pflanzt sie einen Weinberg.
Sie gürtet ihre Hüften mit Kraft
und macht ihre Arme stark.
Sie sieht, dass ihr Handel Gewinn bringt,
in der Nacht erlischt ihre Lampe nicht.
Mit ihren Händen greift sie nach dem Spinnrocken,
und ihre Finger fassen die Spindel.
Ihre Hand öffnet sie für den Elenden,
und dem Bedürftigen reicht sie ihre Hände.
Sie fürchtet nicht den Schnee für ihr Haus,
denn ihr ganzes Haus ist gekleidet in Karmesin.
Decken hat sie für sich gemacht,
aus feinem Leinen und rotem Purpur ist ihr Gewand.
Ihr Mann ist geachtet in den Toren,
wenn er bei den Ältesten des Landes sitzt.
Sie stellt Hemden her und verkauft sie,
und an die Händler liefert sie Gürtel.
Kraft und Hoheit sind ihr Gewand,
und dem kommenden Tag lacht sie entgegen.
Sie öffnet ihren Mund mit Weisheit,
und auf ihrer Zunge ist gütige Weisung.
Das Tun und Treiben in ihrem Haus überwacht sie,
und das Brot des Müssiggangs isst sie nicht.
Ihre Söhne stehen auf und preisen sie,
auch ihr Mann erhebt sich und rühmt sie:
Es gibt viele Frauen, die sich als tüchtig erwiesen haben,
du aber übertriffst sie alle.

Anmut ist trügerisch und Schönheit flüchtig,
aber eine Frau, die den HERRN fürchtet, darf sich rühmen.
Gebt ihr Anteil vom Ertrag ihrer Hände,
und ihre Werke sollen ihren Ruhm verkünden in den Toren!

Sprüche 31, 10-31

Eine Frau, so tüchtig, wie im Sprüchebuch 31,10-31 beschrieben – wo findet man sie? Eine Frau, die so aufopferungsvoll alles für ihren Mann und die Kinder tut ... eine Frau, die so hingebungsvoll, leidenschaftlich zu den Nachtstunden, aber auch elegant, eloquent und charmant als Aufputz für Opernbälle die Seite ihres erfolgreichen Mannes ziert ... eine Frau als hauswirtschaftliches Genie und dabei auch auf Gewinn und Kapitalvermehrung aus ... eine Frau, die nicht alles beim Shoppen in Schuhgeschäften, nicht beim Einkaufen in Edelboutiquen am Graben und auf der Kärntnerstraße verprasst, die sich selbst als größte Perle erkennt und daher auf teuren Schmuck von sich aus verzichtet ... eine Frau, die nie vergisst, wie wertvoll sie ist, auch wenn man ihr keine Blumen bringt ... eine Frau, die häkeln, nähen, sticken, stricken, stopfen kann, am besten im stillen Kämmerlein ... eine Frau, die ein Gespür für Innenraumgestaltung hat und darauf schaut, dass immer alles paletti und supersauber ist ... eine Frau, die niemals faul mit einem Schokoriegel in der Hängematte entspannen muss oder sich ausschlafen möchte, sondern allezeit frisch und fröhlich mit einem Lächeln alle anderen Frauen übertrifft – eine so selbstbewusste starke und zugleich schwache Frau – wo findet Mann sie?

Nirgends, außer in den Köpfen der Männer und im Sprüchebuch der Bibel. Es ist eine ermüdende und ärgerliche Macho-Phantasie, die sich hartnäckig hält. Eine solch perfekte Frau findet man nicht – und wenn sie kommt, dann laufen die Männer aus Angst davon.

An die Männer also die Botschaft: Hört auf, einer solchen Phantasie nachzujagen! Und an die Frauen: Hört auf, einer solchen Phantasie nachzujagen!

Wie hat Jesus die Frauen gesehen? Welche Frauengeschichten sind bei ihm zu finden, wenn man in seiner Vita stochert? Viele Begegnungen mit Frauen sind in den Evangelien überliefert worden. Dass wir 2011 zum 100. Mal den Internationalen Frauentag feiert, hätte Jesus wohl gefreut. Denn es ist eine gute Gelegenheit, in Zeitschriften und im Fernsehen und bei Podiumsdiskussionen und auf der Straße über die Ungleichbehandlung von Frauen in der heutigen Gesellschaft zu reden und zu schreiben. Nicht gefallen hätte Jesus wohl, dass man diesen Frauentag mit all den anliegenden Forderungen zur Gleichberechtigung von Frau und Mann nun schon 100 Jahre hindurch begehen muss. Weil es gibt noch immer, auch bei uns im modernen Österreich, Ungleichbehandlungen von Frauen, die zum Himmel schreien oder wie man sagt, zum Himmel stinken.

Eine aussagekräftige Szene, in der Hinsicht, wo Jesus den Platz der Frau gesehen hat, eben nicht am Herd und bei den Kindern, lesen wir bei Lukas.

> *„Als Jesus und seine Jüngerschar weiterzogen, kam er in ein Dorf, und eine Frau mit Namen Marta nahm ihn auf. Und diese hatte eine Schwester mit Namen Maria; die setzte sich dem Herrn zu Füssen und hörte seinen Worten zu. Marta aber war ganz mit der Bewirtung beschäftigt. Sie kam nun zu ihm und sagte: Herr, kümmert es dich nicht, dass meine Schwester die Bewirtung mir allein überlässt? Sag ihr doch, sie solle mir zur Hand gehen. Der Herr aber antwortete ihr: Marta, Marta, du sorgst und mühst dich um vieles; doch eines ist nötig: Maria hat das gute Teil erwählt; das soll ihr nicht genommen werden."*
>
> *Lukas 10, 38-42*

Die Geschichte damals trug sich an einem normalen Abend zu. Jesus war mit seiner Jüngerschar herumgezogen und hatte gepredigt und geheilt. Da kamen sie nach Bethanien, einem kleinen Dorf 3 km östlich von Jerusalem. Dort wurden sie von Marta eingeladen, in ihrem Haus auszuruhen. Marta und ihre Schwester Maria und – bei Johannes erfahren wir davon - ihr Bruder Lazarus lebten in einer WG, Wohngemeinschaft. Zur damaligen Zeit galten unverheiratete Frauen wie Marta und Maria als bemitleidenswert – ich weiß nicht, ob wir da heute schon so viel weiter sind? Noch immer wird bei Werbeeinschaltungen für elitepartner.de oder parship.at suggeriert, eine Frau brauche einen Mann und ein Mann brauche eine Frau. Denn nur dann könnten sie so glücklich perlweißlächeln, und vergnügt über Strände und durch Wälder laufen oder gemütlich am Wasser oder unter Bäumen liegen. Marta und Maria waren jedoch ledig und wohl nicht arm. Und beim Essen kommt es dann zur Eskalation. Da brechen Jahre der Frustration mit einem Mal auf. Marta kann nicht und will nicht mehr. Sie will nicht mehr alles alleine machen.

Wir wissen nicht, wer aller sich an dem Tag um die Tafel im Haus von Marta, Maria und Lazarus versammelt hatte. Nur die Rollenverteilung war klar. Die Männer schwatzen und führen tiefsinnige Gespräche. Und die Frauen kümmern sich währenddessen darum, dass genügend Essen und Trinken bereit steht. Die größte Sorge der Frau sollte sein, dass ja alle gut versorgt sind. Und das hat sich bis heute wenig verändert. Wer bei anderen zu Besuch kommt, geht mit Mann und Kindern in den Salon oder ins Wohnzimmer, und derweilen gibt die gute und tüchtige Hausfrau dem Essen den letzten Schliff und tischt auf und räumt ab und wäscht ab und richtet das Dessert her und tischt auf und räumt ab und wäscht ab. In gleichberechtigten Haushalten – wie bei uns daheim – dreht sich die Rollenverteilung auch manchmal um. Dann sitzt die Frau im Salon oder bei uns im Wohnzimmer und unterhält die Gäste während der Mann – also ich, das Essen und Teller und Besteck auftischt. Maria hat sich also zu Füßen von Jesus gefläzt und ihm zuhören wollen. Und Marta war allein ganz mit der Bewirtung beschäftigt. Also platzt Marta irgendwann der Kragen, und es platzt aus ihr heraus: „Jetzt komm schon, Jesus, sag der Maria sie soll mir ein bisserl zur Hand gehen. Das gehört sich nicht für eine Frau, die versteht ja eh nix von dem, was du da predigst. Sie soll sich das lieber von unserm Bruder Lazarus anschließend erklären lassen."

Schlimm ist es, wenn Frauen selbst die gängigen Rollenklischees so verinnerlicht haben, dass sie kaum Verständnis entwickeln können für Frauen, die einem solchen Bild nicht mehr entsprechen wollen. In der letzten Konfirmandenstunde am Freitag zum Frauentag hab ich die Konfis und Jugendlichen gebeten: Was ist für euch ein fesches Mannsbild und was ein hübsches Frauenzimmer? Was macht Mann bzw. Frau attraktiv für euch? Die Ergebnisse waren ernüchternd. Für die Jungs ist eine attraktive Frau: sportlich, gesund, intelligent und gebildet – aber nicht gebildeter als der Mann. Sie soll gut aussehen (90/60/90), groß, aber nicht größer als der Mann sein, schlank, jung sein und Videospiele spielen können – aber auch hier gilt wohl, nicht besser als der Mann, damit Mann trotzdem gewinnt. Die Frau sollte demnach eine Herausforderung sein, aber keine Überforderung. An Rollenklischees ist den Jungs eine Aufzählung von Eigenschaften und Attributen eingefallen, die frappant an die Liste im Sprüchebuch zur tüchtigen Hausfrau erinnert. Kochen, Kinderbetreuung und Teilzeitjob. Der Spagat zwischen Familie und beruflicher Karriere – und Karenz als Karrierekiller ist allen auch heute bewusst. Marta hatte wohl keine Kinder und keinen Mann, aber viele Gäste im Haus.

Und sie war gar nicht entzückt, als sie allein für alle Gäste die Bedienung spielen soll. Vielleicht waren Marta die Auslegungen der Gelehrten der damaligen Zeit zu einer Stelle wie 2. Mose 11, 19 bekannt, in der über das Lehren von den Kindern steht: „Du sollst deine Söhne lehren; deine Söhne und nicht deine Töchter." „Lieber sollen sie die Lehren der Tora verbrennen, als Frauen darin unterweisen.", meinte etwa auch der ehrwürdige – fragwürdige - Rabbi Eleizer. Die Weisheit der Frauen zeige sich eben darin, dass sie mit ihren Händen spinnen und nicht mit ihrem Kopf. Die Gelehrten zur Zeit Jesu hatten wenig Verständnis für die Unterweisung von Frauen. Das sei verlorene Zeit und Mühe. Im Sprüchebuch finden sich so auch viele Stellen, wo gewarnt wird: „Hüte dich vor Frauen. Sprich nicht mit Frauen." Das könne ja falsche Eindrücke erwecken. Aber Jesus war es halt egal, was die Leute so geredet haben. Er hatte sich schon mit Prostituierten und Frauen mit Migrationshintergrund abgegeben. Jesus antwortet also auf die Aufforderung von Marta: „Geh Jesus, hilf mir! Schick die Maria, dass sie mir zur Hand geht!" anders als erwartet. Für Marta ist es ein Hilfeschrei, mit dem sie eigentlich wohl sagen will: „Ich hab so viel zu tun! Ich schaff es allein nicht! Und es ärgert mich, es ist nicht richtig, dass mir niemand hilft!" Jesus nimmt diesen Hilferuf ernst. Er antwortet nicht verletzend, sondern verständnisvoll: „Marta, Marta, du sorgst und mühst dich um vieles; doch nur eines ist nötig: Maria hat das gute Teil erwählt; das sollst du ihr nicht nehmen." Hätte er Maria in die Küche geschickt, müssten wir über diese Stelle nicht sprechen. Nur provoziert hier Jesus, indem er das gängige Rollenverständnis zertrümmert.

„Jetzt setz dich einmal her zu uns!" Die Hausarbeit und das Essen können warten. Setz dich her, hör zu, rede mit, denke mit. Als Gast macht es mich auch selber unruhig, wenn die Gastgeber nie zur Ruhe kommen, sondern ständig etwas aufwarten. Marta hat die besten Absichten und wird bei all dem Tun und Machen und Schaffen unleidig. Sie ist überfordert, fühlt sich allein, wird hektisch und wenn das mal in Gang gekommen ist, führt das meist dazu, dass man sich auch noch verzettelt. Aktionismus in der Küche, mit den Töpfen klappern, will die Aufmerksamkeit auf sich ziehen. „Schaut her, ich hab so viel zu tun!" Jesus zeigt auf, wo es bei Marta falsch läuft: „Du sorgst dich und bemühst! Das ist toll! Aber du kommst nicht zur Ruhe und verdirbst anderen auch noch ihre Freude." Sicher zielte Marta auf das schlechte Gewissen bei Maria. Und damit wäre die ganze Atmosphäre an dem Abend beim Teufel gewesen. Es ist eine typisch diakonische und fürsorgliche Fehlhaltung, bei allem Bemühen für andere da sein zu wollen, auf sich selbst zu vergessen und dann frustriert und unleidig zu werden und allen die Laune zu verderben. Sicher können manchmal die Pflichten ausufern, so wie bei Marta, aber Jesus möchte Marta einbremsen. Sie soll sich von ihren Pflichten nicht verschlingen lassen. „Setz dich her, komm zur Ruhe und versuche einfach mal unser Beisammensein zu genießen.“ Was Jesus zu sagen hat, gilt für Männer und Frauen.

Später im Evangelium nach Johannes (Joh 11 und 12) kommt es, nachdem der Bruder Lazarus von Maria und Marta gestorben ist, zu einer interessanten weiteren Begegnung von den beiden Schwestern mit Jesus. Marta läuft Jesus entgegen und fährt ihn an: „Herr, wärst du hier gewesen, so wäre mein Bruder nicht gestorben. Aber auch jetzt weiß ich: Alles, was du von Gott erbitten wirst, wird Gott dir geben. Ich weiß, dass mein Bruder auferstehen wird in der Auferstehung am Jüngsten Tag. Herr, jetzt glaube ich, dass du der Christus bist, der Sohn Gottes, der in die Welt kommt.“

Sie hatte Jesus wohl an dem ersten Abend so wie Maria zugehört, sich ihre Gedanken gemacht und zum Glauben an Jesus Christus gefunden. Dabei hat sie Jesus zwar als Herr angesprochen, hat sich ihm aber ganz nah gefühlt, wie eine Schwester ihrem Bruder. Maria und Marta haben ihren guten Teil gewählt, haben sich richtig entschieden. Der Moment war reif und nur Marta musste ein wenig zur Ruhe gerufen werden und einmal alles liegen und stehen lassen – um sich Zeit zu nehmen, Jesus zuzuhören, und das kann eben wirklich und leibhaftig unsere Einstellung verändern.

Glaube ist kein Sondermüll

Ihr aber, Geliebte, denkt an die Worte, die die Apostel unseres Herrn Jesus Christus einst gesprochen haben. Sie haben euch ja gesagt, dass am Ende der Zeit Spötter auftreten werden, die sich von ihren eigenen, gottlosen Begierden leiten lassen. Das sind die, die eine Trennung herbeiführen: Sie sind von sich selbst eingenommen und haben den Geist nicht. Ihr aber, Geliebte, stützt euch auf euren allerheiligsten Glauben, betet im heiligen Geist und bewahrt euch so in der Liebe Gottes, in Erwartung des Erbarmens unseres Herrn Jesus Christus, das uns ins ewige Leben führt. Erbarmt euch derer, die zweifeln! Andere rettet, indem ihr sie aus dem Feuer reißt, wieder anderer erbarmt euch, doch seid dabei auf der Hut - selbst ihr vom Fleisch beschmutztes Untergewand soll euch noch widerwärtig sein! Ihm aber, der euch zu bewahren vermag, dass ihr nicht zu Fall kommt, der euch hinzustellen vermag vor seine Herrlichkeit als Makellose, vor Freude Jubelnde, ihm, dem alleinigen Gott, der durch Jesus Christus, unseren Herrn, unser Retter ist, ihm sei Ehre, Hoheit, Gewalt und Macht vor aller Zeit, jetzt und in alle Ewigkeit. Amen.

Judasbrief 17-25

Kein Friede den Gottlosen! Kein Friede den Nörglern, den Nestbeschmutzern, den ewig Grantigen, den Zynikern und kein Friede den Satirikern! So wird es Gott oder dem Propheten Jesaja in 57, 14-21 in den Mund gelegt. Wer ewig nörgelt und grantelt (österr. „schimpft") und frustriert und verärgert ist, alles nur noch zum Davonrennen findet, kann keinen Frieden finden.

So gesehen, ist das kein Spruch gegen die gottlosen Spötter, sondern zeugt von einer tiefen Einsicht in unsere menschliche Psyche. Der Verfasser des Judasbriefes gibt sich selbst als Bruder des Jakobus und damit als Bruder von Jesus aus. Auch wenn dieser Judas ein wenig dick aufträgt, lesen wir in diesem oft unbeachteten Brief von den Problemen, mit denen sich die Christengemeinden so um 100 n. Chr. und rund 70 Jahre nach Christi Tod und Auferstehung herumschlagen haben herumschlagen müssen.

Was ist gut christlich?

Und was sollten Christen besser sein lassen? Herumschlagen mussten sich die jungen Gemeinden damals mit sogenannten „Spöttern“. Judas nennt so die Leute

- die zu nichts und niemand nur Ja und Amen sagen wollen – die immer auf der Suche sind und alles und jeden in den Schmutz ziehen.
- die ewig und mit allem unzufrieden sind. Egal, wie gut es ihnen geht, es gibt für sie immer was auszusetzen, egal ob sie dabei andere oder deren Anschauungen verletzen.
- Judas spricht von Menschen, die mit ihrem Schicksal hadern, die vom eigenen Leben frustriert sind, mit ihrem Beruf, ihrer Ausbildung, ihrer Ehe, ihrer Einsamkeit nicht zurechtkommen. Und es noch weniger vertragen können, wenn sie andere zufrieden sehen.
- die sich nur von ihren Begierden leiten lassen, nur mit dem Blick für die nächste Teilbefriedigung, den nächsten Kick, der den nächsten Kick braucht, wo es an Weitblick und Zukunftshoffnung für das eigene Leben fehlt.
- Sie sitzen ihren Träumen auf, lästern und verspotten alles, was andern heilig ist. „Diese Leute, von denen ich spreche, lästern über Dinge, von denen sie nichts wissen.“
- die nur trotzige und hochmütige Worte voller Hohn und Spott für andere übrig haben, die alles nur noch zynisch kommentieren.
- „Sie schmeicheln den Leuten ins Gesicht, weil sie auf Gewinn aus sind.“
- Leute, von denen der Prophet Jesaja schreibt: Sie „sind wie das aufgewühlte Meer. Denn es kann nicht ruhig sein, und sein Wasser wühlt Kot und Schlamm auf.“ Mehr dazu können Sie bei Jesaja 57, 14-21 nachlesen.

„Wenn man nicht mehr weiß, wohin das alles führt, sollte man sich erinnern, woher man kommt!“

So lautet ein afrikanisches Sprichwort. Wenn wir uns selbst in diesen aufgezählten Kategorien, die man im Judasbrief nachlesen kann, wiederfinden, gilt, was Judas schreibt: „Ihr aber, meine Lieben, erinnert euch an all die Worte, die schon von den Gesandten Jesu Christi gesprochen wurden, der für uns maßgeblich ist.“

Oft finde ich mich auch im Chor der Nörgler und Zweifler und sitze meinen Träumen auf, lästere und spotte über die religiösen Behauptungen anderer. Ich gebe es zu.

Dass die römisch-katholischen Gläubigen etwa in Polen nun von sich sagen: „Wir haben den größten Christus!“ mit einer riesigen Jesusstatue, entlockt mir genauso ein (mitleidiges) Lächeln wie der Umstand, dass die Druiden nun offiziell in Großbritannien als Religionsvertreter auftreten dürfen und für mich als geistliche Kollegen gelten. Die Anerkennung der Druidenreligion gibt den Religionswissenschaftlerinnern und –schaftlern sicher genug zu denken. Was kommt da als nächstes? Werden Walhalla, der Olymp und der Hades und alle Herdfeuer wieder mit Göttern bevölkert? Können wir demnächst am Zentralfriedhof auch eine ägyptische Bestattung unter einer Minipyramide bestaunen? Nur würde ich nie so weit gehen, bei aller kritischen Sicht auf Entwicklungen, die sich im Bereich der Religionen und Sekten beobachten lassen, dass der Glaube an sich rückständig, rückwärtsgewandt und etwas für dumpfe Geister sei.

Dass für manche ein Leben ohne Glauben als freier, echter, zufriedener mit sich und den anderen erlebt werden kann, davon berichten viele. Das glaube ich auch. Aber jemanden, der an etwas glaubt, der Religion als wichtigen Aspekt seines und ihres Lebens begreift, als unaufgeklärt, als unaufgeschlossen, verbohrt zu bezeichnen, zeugt von unüberlegtem Frustabbau auf Kosten anderer. So hat ein Artikel in der letzten Ausgabe einer Wochenzeitung aus Deutschland zum Thema: Vorsätze fürs Neue Jahr ... und warum wir uns so schwer mit ihnen tun, als einen entlarvenden Satz gebracht:

> „Seitdem der liebe Herrgott bei den meisten auf der Sondermülldeponie für abgelaufene Lebensentwürfe gelandet ist, seit die Hölle mit ihren Schrecken abdankte, hat auch das Jenseits keine Zukunft mehr. Anders als die Heiden und die Gottesgläubigen hat der moderne Mensch der Aufklärung es schwer. Er ist frei, weil er annimmt, dass es keinen Gott mehr gibt, der über sein Schicksal entscheidet, nun ist er es selber, hoffentlich.“

Der Glaube ist kein Sondermüll, den man auf einer Deponie für Weltanschauungen entsorgen sollte. Und ich zähle mich, und sie sich wohl auch, zu den aufgeklärten und modernen – meinetwegen auch postmodernen – Menschen, obwohl ich glaube. Da wird Glauben per se diffamiert, nicht nur kritisch betrachtet, sondern alle Gläubigen werden als unfrei bezeichnet. Das ist Glaubens-Bashing, dem ich – so mein persönlicher Eindruck – immer häufiger begegne. Es stört mich nicht weiter, aber ich denke trotzdem drüber nach. Es war immer schon ein verbreiteter

Zeitvertreib und bei manchen sogar ein Lieblingssport, auf andere einzuhauen. Mit einem modernen Modewort spricht man heute denglish vom „Bashing“. Gemeint ist damit die mediale Prügelei auf wen oder was auch immer – oft mit gemeinem „Funfactor“. 2010 war das Jahr, in dem besonders viele mediale Prügel bezogen haben.

Banken-Bashing:

Ja, das sind die Bösen, schuld am Finanzdebakel und daran, dass alles teurer wird. Rundum wurden alle Banken und Bankmanager schuldig gesprochen. Heute zuzugeben, ein Banker zu sein, muss in manchen Kreisen ähnlich unangenehm wirken wie auf die Frage: „Und was machen Sie von Berufs wegen?“ zu sagen: „Ich bin katholischer Priester oder evangelischer Pfarrer.“ oder noch peinlicher „Ich bin Lehrer.“

Lehrer-Bashing und Schulen-Bashing:

Pisa wurde verhaut mit Pauken und Trompeten. Macht nichts, machen wir halt nicht mehr mit. Am besten schneidet man bei dem Test ab, den man nicht ablegt. Aber was haben wir Lehrer nicht alles schlucken müssen in diesem vergangenen Jahr? Ich persönlich habe in meiner abonnierten Tageszeitung mehr als einmal gelesen: Lehrer sind inkompetent. Ganztagsschule für Lehrer, Ganztagsbetreuung. Ich habe schon fast das Gefühl bekommen, wir Lehrer seien am Niedergang des Abendlandes schuldig und daran, dass wir Europäer mit unserem Wirtschaftsraum zu Nachzüglern gegenüber China, Indien und Brasilien werden. Lernen wir aus der Geschichte, China und Indien waren immer schon Quasi-Wirtschaftsmächte.

Islam-Bashing:

Aber da und dort werden andere für den Niedergang schuldig gesprochen. Der Islam – auch 2010 und 2011 hat man ein Islam-Bashing erlebt, bei dem einem als Mitglied einer abrahamitischen Religion, in Verbundenheit schlecht werden hat können. Der Kurzschluss Islam = Terror grassiert immer noch. Die Unwissenheit in Bezug auf die Traditionen und Lehren des Islam unter unserer Bevölkerung wecken in mir den Ruf nach mehr Religionsunterricht an den Schulen – auch für Erwachsene und vor allem für Journalisten.

Griechenland-Bashing:

Die üblichen Assoziationen zu dem schönen Urlaubsland werden plötzlich überlagert. Statt Sonne, Strand und Meer, Sirtaki und Gastfreundschaft kommen einem plötzlich Straßenschlachten und wirtschaftliche Verantwortungslosigkeit in den Sinn. Aber lassen wir uns bitte den ruhigen Sommerurlaub nicht vermiesen.

Auch die EU, der Euro, die USA, und wie in jedem Jahr Politiker bekommen ihr Fett ab und werden gebasht, geprügelt. Bashing wird zu einem Trend, so wie das Mobbing oder das Stalking. Nur wird jemand für Mobbing oder Stalking verurteilt, und man kann sich gegen Mobbing und Stalking schon recht gut wehren. Gebasht zu werden, muss man schlucken. Es gehört durchaus schon – gerade zu Neujahr – zur Gepflogenheit, gebasht zu werden. So gibt es in einer Wochenzeitung jedes Jahr das „Best of Bööööse“. Und wer sich da als gebasht findet, Prügel bezieht, kann vielleicht ein wenig stolz sein, denn er oder sie zieht Aufmerksamkeit auf sich. Im Jahr 2010 haben es drei katholische Geistliche – angeführt von Dompfarrer Toni Faber als „Soutanen-Mörtel“ und „Society-Gottseibeiuns“ tituliert – auf diese vertrottelte Liste geschafft. Richtig böse nenne ich was anderes. Evangelische wurden in der Hunderterliste übrigens nicht berücksichtigt. Auch wenn ich den lutherischen Bischof mit seiner Aussage: „Ich weiß sowieso, ich bin Bischof der besten Kirche.“ schon ganz schon provokant gefunden hab. Naja, das Erstbeste muss ja nicht immer das Beste sein. Bin ich halt Pfarrer in der zweitbesten Kirche. Dafür bezogen Kirchen und Religionen und Glauben an und für sich auch 2010 wieder gehörig Prügel.

Kirchen-Bashing haben manche für sich als Lieblingssport entdeckt, könnte man meinen. Wenn Chalupka, Landau, Küberl, Patzelt, Schönborn und Bünker vorgeführt werden und als „Hassprediger der Nächstenliebe“ verunglimpft werden, weil sie sich für die Rechte und Anliegen von benachteiligten Menschen und für eine menschenwürdige Politik einsetzen wollen, ist das Bashing. Nicht nur einmal wurden Stellungnahmen aus dem Bereich von Caritas, der Diakonie, der evangelischen oder katholischen Kirche oder von Amnesty International als fanatisierte Gutmenschentümelei verspottet.

Wieso wird – so stellt man fest – heutzutage immer häufiger gebasht, medial mit schweren Kalibern gebasht, genörgelt, vernadert, beleidigt, beschimpft? Psychologen meinen, wir schlagen auf andere ein, weil wir hoffen, dadurch unseren eigenen Frust abbauen zu können. Es diene der Frustverschiebung – ein schöner psychologischer Terminus. Aber Fakt ist: Wir sind eine verängstigte und frustrierte Gesellschaft - gestresst obendrein. Da schlägt man gern auf ein gefundenes Opfer ein. Ich bin gefrustet, also lass ich meiner gemeinen Ader freien Lauf und überziehe irgendjemand anderen mit Spottnamen und boshaften Behauptungen. So wie die Hooligans das körperlich austragen. Der Frust und Schmerz des anderen wächst, während mein eigener kleiner wird – insgesamt wächst aber der allgemeine Ärger und verliert die Gemeinschaft und Gesellschaft an gegenseitiger Akzeptanz und gelebtem Respekt. Das ist ein böser Nebeneffekt. Wo alles nur in den Dreck und Schmutz und in die Satire und den Zynismus gezogen wird, wo auf alles, was jemandem wichtig sein mag, eingedroschen wird, verliert sich die gute Atmosphäre und entsteht noch mehr Frust und Ärger.

Der Verfasser des Judasbriefes, der vermeintliche Bruder von Jesus, Sohn von Josef und Maria, wollte seinen Gemeindegliedern, den geliebten Brüdern und Schwestern ein Mittel dagegen mitgeben. Und seine Kur ist denkbar einfach. Und wir alle könnten damit sofort beginnen: „Erinnern wir uns an die Worte, die Jesus Christus und seine Gesandten gesagt haben.“ „Haltet einander fest in der Liebe Gottes, indem wir uns der Grundlage unseres Glaubens vergewissern und uns darin stärken.“ Geben wir unseren Glauben nicht auf der Sondermülldeponie für abgelaufene und überholte Lebensstile ab.

„Haltet einander fest in der Liebe Gottes und betet.“

„Habt Mitleid, mit denen, die zweifeln.“

„Rettet andere und reißt sie aus dem Feuer heraus!“

Wir sollen uns nicht für klüger, aufgeklärter, besserwisserischer wähnen. Aber achten wir auf unsere Sprache und unsere Gedanken, damit wir nicht einstimmen in den Chor der Spötter. Denn das nächste Bashing, die nächste mediale Prügelei kommt bestimmt. Und wir müssen da nicht mitmachen.

Das Leben ist keine Pflichtübung

oder

Warum einem beim Bügeln die Erleuchtung kommen kann.

Wer von euch, der einen Knecht zum Pflügen oder Viehhüten hat, wird, wenn der vom Feld heimkommt, zu ihm sagen: Komm her und setz dich gleich zu Tisch? Wird er nicht vielmehr zu ihm sagen: Bereite mir etwas zu essen, binde die Schürze um und bediene mich, solange ich esse und trinke, danach magst du essen und trinken? Dankt er etwa seinem Knecht dafür, dass er getan hat, was ihm aufgetragen war? So sollt auch ihr, wenn ihr alles getan habt, was euch aufgetragen ist, sagen: Wir sind weiter nichts als Knechte; wir haben getan, was wir zu tun schuldig waren.

Lukas 17, 7-10

Es gibt immer was zu tun. Aber ist es immer sinnvoll, alles anzupacken?

Jesus fühlt hier den Puls unserer Zeit. Wir haben nie alles erledigt. Dass uns die Arbeiten nicht über den Kopf wachsen, ist eigentlich ein Wunder. Wir leben von klein auf mit dem Gefühl von Geschäftigkeit, die kein Ende kennt. Manche Menschen schaffen es heute sogar kaum mehr aus ihrer Aktivität, aus ihrer Betriebsamkeit herauszutreten.

Schüler kommen heim, nach Schule und Kursen und müssen noch Hausübungen machen, zwei Stunden lernen und den Hund Gassi führen. Die Berufstätigen unter uns kommen nach 8, 10 oder 12 Stunden aus den Büros und den Fabriken und Firmen heim und müssen sich noch um Wäsche, die Kinder, den Haushalt, das Kochen, das Einkaufen kümmern. Und die Hausfrauen und Hausmänner haben soundso 24 h an 7 Tagen die Woche Dienst.

Unsere Geschäftigkeit kennt kein Ende. Selbst im Urlaub und in der Freizeit wird geplant und organisiert, und die größte Kunst ist es, abzuschalten, das Tun und Machen herunterzufahren und sich einfach mal nur auszuruhen. Wer von ihnen kann von der Arbeit heimgehen und sich daheim aufs Sofa fläzen, die Beine hochlegen und rufen: „Bedienung! Wo bleibt mein Essen!“ Wer muss sich nicht erst selber noch ein Abendessen zurechtmachen? Vorher womöglich noch den unerledigten Abwasch von der Früh erledigen, die Waschmaschine neu füllen, weil später die Nachbarn sauer sind, wenn sie um 22 h noch läuft. Das alte Klischee eines Haushalts, in dem der Mann das Geld verdient und die Frau daheim bei den Kindern bleibt und sich um Haushalt, Kinder, die Haustiere und die Sachen vom Finanzamt kümmert, wurde durch ein noch schrecklicheres Klischee abgelöst.

Die moderne Frau geht arbeiten und muss sich trotzdem, wenn sie abends heimkommt, oft um den Haushalt, Kinder, die Haustiere und die Sachen vom Finanzamt und ihren Ehemann kümmern. Unsere Arbeiten sind nie erledigt. Wir arbeiten und schuften uns ab, und haben doch nie alles getan. Wir erledigen Dinge, womöglich bis wir selbst ganz erledigt sind – und eine Auszeit, einen Urlaub oder Krankenhausaufenthalt und Kur benötigen.

„Wer von ihnen, der einen Knecht hat ..." Kaum jemand von uns hat einen Knecht, vielleicht gerade noch eine Putzfrau, die aber nicht bei ihnen zu Abend essen wird. Jesus verwendet dieses Bild des Sklaven und seines Herren nicht, um die Sklaverei zu rechtfertigen. Aber er benutzt ein Bild, das damals jeder verstanden hat. Weil Sklaven allgegenwärtig waren. Es gab Juden und Nichtjuden als Sklaven. Sie wurden neben aller auferlegten Arbeit mit dem Notwendigen zum Leben versorgt. Sie bekamen zu essen und zu trinken und hatten einen Schlafplatz und die Aussicht, dass sie nach 6 Jahren in die Freiheit gehen durften, wenn sie es wollten. Wir wissen heute, dass es durchaus Sklaven gegeben hat, die freiwillig eine einigermaßen gesicherte Existenz als Sklave einer unsicheren Zukunft als freier Mann vorgezogen haben. Auch heute gibt es viele, die sich ganz gern sagen und auftragen lassen, was sie zu tun haben. Und damals wie heute kennen wir alle das Bild eines geschäftigen Menschen, der nach seinem Tagwerk, seinem Pensum heimkommt und da einfach nicht zur Ruhe kommen kann.

Du kannst gar nicht genug leisten!

Du hast nie genug getan!

Du wirst immer wieder was zu tun haben!

Früher hat man gehofft, in der Pension wird es ruhiger, aber so wie ich moderne Pensionisten kenne, haben die oft viel zu tun. Ständige Geschäftigkeit, und wer immer auf hoher Betriebstemperatur läuft, wird unweigerlich krank. Wer zu sich nicht sagen kann: „So, genug für heute getan!", der fühlt sich immer im Dienst, aber hat kein Gefühl mehr zu sich selbst. Heute sind die menschlichen Sklaventreiber von einst durch nichtmenschliche – unmenschliche – ersetzt worden. Das Gefühl, von einem inneren Pflichtbewusstsein angetrieben zu sein, hat sich mit Handys, Email, Facebook als moderne Knuten und Peitschen zu einem Leben entwickelt, das sich ständig online fühlen will. Schon gibt es Selbsthilfegruppen von Menschen, die es nicht schaffen, sich offline gehen zu lassen. Da muss der Email-Account noch nachts um 24 h gecheckt werden, das Handy läuft Tag und Nacht – ansonsten entstehen innere Unruhe und Angstzustände. Aus der Sklaverei unseres Gewissens muss man sich auch erst einmal mit einem Befreiungsschlag lösen können. Wenn ich damit aufwachse, immer alles gleich zu erledigen, nichts oder so wenig wie möglich unerledigt sein zu lassen, verliere ich mich wohl auf Dauer im ständigen Drang, alles abzuhaken. Aber für jeden abgehakten Punkt kommen zwei neue auf die To-Do-List, was erledigt werden muss. Auf Dauer kann das niemand leisten. Sklaventreiber und Herren, wie sie Jesus im Gleichnis vorführt, werden früher oder später von ihren Knechten und Mägden gehasst. Zum einen treibt mich das hohe Pflichtbewusstsein – „Immer im Dienst! Allzeit bereit – immer bereit!“ zu Höchstleistungen und macht mich angesehen. Zum anderen gibt es dafür kaum Dank.

„Dankt ein Herr etwa seinem Knecht dafür, dass er getan hat, was ihm aufgetragen war?“

Bedanken sich Eltern bei den Kindern dafür, dass sie in die Schule gehen und dort lernen und sich mit ihren Schulkollegen und Lehrern abkämpfen müssen? Bedanken sich Kinder bei ihren Eltern dafür, dass sie zu essen, einen Schlafplatz, die neue Playstation, ein Handy und eine Vollzeitbetreuung erhalten? Bedankt sich ein Mann bei seiner Partnerin fürs Essenkochen, Wäschewaschen, Wohnung aufräumen abseits vom Valentinstag und Hochzeitstag? „Aber das ist doch selbstverständlich!“ Ist es das wirklich? Das ist eine der schrecklichsten Floskeln, die man von sich geben kann, wenn man von jemandem ein Dankeschön erhält. „Gern geschehen!“ oder „Das hab ich gern gemacht!“ hingegen, klingt schon freundlicher. Für solche Dinge, die man gemeinhin als Selbstverständlichkeiten ansieht, gibt es kaum ein Dankeschön.

So hat sich auch Jesus in der darauffolgenden Geschichte von den 10 kranken Samaritern mit Undank abzufinden. Von den 10 Geheilten findet es nur einer der

Mühe wert, sich bei ihm für die Heilung zu bedanken. Und dass sich die Menschen bei Jesus für seine harte Knochenarbeit weniger bedankt als ihn schließlich abgestraft haben, ist uns bekannt. Jesus macht uns eines ganz klar in diesem Gleichnis: Wir sollen es uns abgewöhnen, nach Dank und Lohn zu fragen. Es hat eh keinen Sinn. Und wir sollen befreit aufatmen und gelöst und erleichtert unser Tageswerk tun, weil wir uns vom Denken in Pflichten und Ansprüchen lösen sollen. Jesus erlöst uns davon, im Leben eine Pflichtübung zu sehen. Denn dann wäre unser Leben nur ein ständiges Abarbeiten bis wir in die Grube fahren. Er möchte in uns ein Bild zertrümmern, das wir von uns selbst aufbauen. Das Bild, bei dem wir uns als Sklaven fühlen, die nur arbeiten und auf ihren gerechten Lohn warten und ein Dankeschön erhoffen. So werden wir nicht froh, weil wir so immer enttäuscht sind.

Vor Gott können wir nichts einklagen. Gott schickt uns nach getaner Arbeit nicht noch in die Küche, um ihm Essen zu bereiten. Das wäre gerade so, als würden wir eine Woche lang im Dienst von Auftraggebern und Chefetagen arbeiten und dann am Sonntag auch noch verpflichtet sein, Gott zu dienen. Nein, „Gottesdienst“ meint: Gott will uns dienen, uns aufwarten, mit frohen Botschaften und uns mit Hoffnung, Glaube und Liebe erfüllen – damit wir das Leben und was so geschieht und uns gegenseitig ertragen können. An ständiger Überforderung und nie endenden Selbstanforderungen gehen wir zugrunde. Wenn wir uns hingegen – so wie Jesus uns hier vorführt – als Knechte und armselige Diener verstehen, dann wird klar: Gott beschenkt uns, aber belohnt uns nicht. Gott bereichert uns, aber bezahlt uns nicht. In unserem Erledigungswahn erwarten wir immer erst alles in der Zukunft. Wenn die Schüler jetzt schon an ihre Pension denken oder Erwachsene heute, alles, was sie sich noch gönnen wollen, auf die Zeit der Pension verschieben, kann man nur sagen:

Erwarten wir doch mehr von der Gegenwart. Wir leben immer nur in der Gegenwart. Die Zukunft ist ein unbekanntes Land und als Heilmittel gegen den Erledigungswahn, ständig bereit – allzeit bereit, hilft die Konzentration auf den Moment. Nur das Hier und Jetzt, dieser glückliche Moment, den uns Gott schenkt, zählt.

Szene

> Ein Mönch bittet frühmorgens seinen Meister um Unterweisung und dieser Meister antwortet ihm: „Hast du schon gefrühstückt?“ Der Mönch darauf: „Ja.“ „Dann geh und wasch dein Geschirr!“ Dabei sei dem Zen-Mönch die Erleuchtung gekommen.

Erleuchtet beim Abwasch. Das klingt anfangs nach einer Hausfrauenweisheit von Anselm Grün oder dem Dalai Lama. Um sich nicht in Geschäftigkeit zu verlieren, achte auf die Haltung, nicht nur auf die Handlung.

Es ist eine Liebeserklärung an das Gewöhnliche, das Selbstverständliche. Jede noch so kleine Tätigkeit, auch das Nichtstun kann glückselig machen, wenn es in der richtigen Haltung ausgeführt wird. Es gibt immer was zu tun. Und auf das „Wie man es tut?“, nicht unbedingt das „Was man tut?“, kommt es anscheinend an. Das Leben nicht als etwas sehen, das nur aus lästigen Pflichtübungen besteht, bei dem wir uns mit Kleinigkeiten anschließend belohnen wollen. So hat uns Gott das Leben nicht zugedacht. Wir sammeln keine Pluspunkte für alles Erledigte und Minuspunkte für alles Offengebliebene. Gott rechnet nicht – rechnet nicht mit uns ab, rechnet uns nichts vor. Da hätten wir uns verrechnet.

Vor Gott, und nur vor Gott allein, sind wir immer im Dienst. Wie eine Geliebte, ein Geliebter, der und die immer mit uns rechnet, der und dem wir uns immer verbunden fühlen. Unser ganzes Reden, Denken, Tun, Wollen, Versagen, Freuen und Leiden hat in Gott seinen Urgrund. Wir haben zu tun, was wir schuldig sind, haben zu tun, was uns als Menschen aufgetragen ist. Nicht mit einem inneren Druck, sondern als bloße Selbstverständlichkeit.

Vielleicht erwischt uns so die Erleuchtung, die Einleuchtung – worauf es wirklich ankommt - beim Abwasch oder beim Sockenstopfen, beim Bügeln oder beim Kochen. Das wünsche ich uns.

Das Experiment mit dem Glauben und christliche Zwangshandlungen

Eine Predigt mit dem Mystikhelm Persingers

Dieser Helm, den ich heute auf dem Kopf trage, soll mir die tollsten transzendentalen Reisen ermöglichen. So steht es jedenfalls in der Anleitung zum Mystikhelm.

Erfunden hat diesen Religionshelm der Psychologe Dr. Michael Persinger. Und sie vermuten zu recht, so etwas Verrücktes kann nur einem Mann aus Jacksonville, Florida einfallen. Persinger hat in einem schallisolierten Raum mehreren Probanden diesen Helm und eine schwarze Brille aufgesetzt. Dieser Helm soll ein Magnetfeld erzeugen, welches in seiner Stärke ungefähr einem Zehntel des erdeigenen Magnetfeldes entsprechen sollte. Den Testpersonen wurde bei der versuchsreihe Persingers mitgeteilt, dass es sich dabei lediglich um eine einfache Entspannungsübung handelt. 80% seiner Teilnehmer an der Studie hatten nun ernsthaft den Eindruck, irgendeine Art von spiritueller Reise oder religiöser Erfahrung gemacht zu haben. Einige erzählten, sie wären hoch oben über sich geschwebt und hätten auf die Welt heruntergeschaut. Andere fromme Gemüter sind ihren Schutzengerln begegnet, andere wollten Gott oder auch den Teufel höchstpersönlich getroffen haben. Ungläubige, Atheisten und Agnostiker haben neben der Entspannung gerade noch eine Verbundenheit mit dem Kosmos empfunden. Was man halt so glaubt.

Dieser Helm könne laut Persinger eben religiöse Erlebnisse erzeugen. Aber Vorsicht: Die Begegnung mit dem Heiligen, Göttlichen, Numinosen oder Übersinnlichen ist bekanntlich ja auch in manchem Falle durchaus gesundheitsgefährdend. Jetzt wäre da nicht die Neugier der Finnen gewesen, hätte dieser Religionshelm womöglich zu einem echten Verkaufsschlager werden können. In einem finnischen Labor hat man aber herausgefunden, dass es völlig gleichgültig ist, ob man diesen Helm jetzt einschaltet oder nicht. Wichtig sei, ob die Personen entspannt sind und auf etwas Unerwartetes warten. Dann könne alles passieren – im Rahmen des eigenen persönlichen Glaubens. Wer an die Präsenz von Schutzengeln glaubt, wird ihnen womöglich just in diesem Moment begegnen.

Es gibt neuerdings jede Menge an wissenschaftlichen Untersuchungen zum Thema Glauben. Weniger interessant sind für Psychologen und Mediziner da, „Was“ oder

„Woran“ wir glauben. Vielmehr interessiert die Wissenschaft, das „Wie“ wir glauben. In welchem Schläfenlappen des Gehirns Gott, bzw. die Vorstellungen zu Gott und zur Religion, daheim sind. Mönche werden meditierend in Kernspintomografen geschoben. Fromme Christen werden Psalmen rezitierend untersucht, um darauf zu kommen, ob sich auch körperlich und im Gehirn etwas tut. Ob gläubige Menschen schneller gesunden als ungläubige, ist noch immer eine umstrittene Forschungsfrage. Nun möchte ich aber einwenden, gegen all diese Versuche, dem Glauben auf die Spur zu kommen: Was soll es bringen, wenn wir wissenschaftlich feststellen, dass Glaube und Gläubigkeit in dieser oder jener Gehirnregion zuhause ist.

Schon in der Bibel wird die Schwierigkeit thematisiert, wie sich Glaube zeigen kann, was er zu bewirken vermag. Paulus schreibt etwa im 2. Korintherbrief 13,5:

„Machen wir an uns selbst die Probe, ob wir im Glauben sind, prüfen wir uns selbst! Erkennen wir nicht an uns selbst, dass Jesus Christus in uns ist? Wenn es nicht so ist, taugen wir nichts.“

Wie soll man sich aber selbst prüfen? Eine mögliche Vorgehensweise bzw. Betrachtungsweise findet sich in einem Brief am Ende des Neuen Testaments.

„Was nützt es, meine Brüder und Schwestern, wenn einer sagt, er habe Glauben, aber keine Taten vorzuweisen hat? Vermag der Glaube ihn etwa zu retten? Wenn ein Bruder oder eine Schwester keine Kleider hat und der täglichen Nahrung entbehrt und jemand von euch sagt zu ihnen: Geht hin in Frieden, wärmt und sättigt euch!, ohne ihnen das Lebensnotwendige zu geben, was nützt das?

So ist es auch mit dem Glauben: Für sich allein, wenn er keine Taten vorzuweisen hat, ist er tot. Sagt nun einer: Du hast Glauben, ich aber kann Taten vorweisen. - Zeige mir deinen Glauben ohne die Taten, und ich werde dir an meinen Taten den Glauben zeigen!

Du glaubst, dass es einen einzigen Gott gibt? Da tust du recht - auch die Dämonen glauben das und schaudern! Bist du nun willens, du törichter Mensch, einzusehen, dass der Glaube ohne die Taten wirkungslos ist?“

Jakobus 2, 14-20

Wenn jemand sagt: „Ich habe Glauben.“, sollte man zuerst einmal misstrauisch sein. Keinesfalls darf man sich dadurch gleich beeindrucken lassen. Denn kann ich Glauben haben, so wie Schnupfen oder Keuchhusten? Kann ich Glauben haben, so wie Schulden auf der Bank oder ein schlechtes Gewissen? Einbildungen kann ich haben. Zu glauben ist ein Verb, ein Tätigkeitswort, so wie gehen, denken, leben, atmen, schwimmen.

Glauben zeigt sich nicht nur im religiösen Kick, beim Powerfasten, bei Prayernights, bei Pilgerreisen oder spirituellen Happenings und Veranstaltungen. Dadurch kann Glauben wachsen, gedeihen, gefüllt werden. Nach allen religiösen Erfahrungen, wenn sie wollen, spirituellen Erlebnissen, steht immer die Frage: Was bleibt davon im Alltag über? Oft geht man mit einem euphorischen Gefühl, etwas Tolles erlebt zu haben fort und nach wenigen Tagen zeigt sich, die Meditationstechnik findet keinen Eingang ins eigene Leben.

Nur der „Glaube“ allein – im Reformatorischen führen wir ja das Schlagwort „sola fide“ gern im Munde – allein durch den Glauben sind wir gerechtfertigt vor Gott und allein im Glauben an Christus können wir das Gericht durchstehen. Die drei Soli – sola fide, sola scriptura, solus christus – aber eben keine Solisten. Nichts steht davon für sich allein. Was wir glauben, soll sich auf die Schrift und auf Christus gründen. Denn: glauben kann man alles. Und die Welt ist ja voller Glaubensvorstellungen, die von edel, hilfreich und gut, über fragwürdig und seltsam bis zu menschenverachtend und zerstörerisch reichen. Für Jakobus ist „zu glauben“ nicht einfach nur ein für-wahr-halten. Zu glauben endet nicht damit, sich zu überlegen, was glaubhaft ist, überzeugend für mich ist und dann sich zufrieden im eigenen Glauben einzurichten. Wenn Menschen meinen, nur glauben zu können, daraus aber keinen Antrieb, keinen Motor für ein Handeln fühlen und spüren, dann bleibt der Glaube, wie Jakobus schreibt, tot. Mausetot. Ein Glaube, der nicht zum Ausdruck kommen darf und kann, ist leblos, lieblos, gibt keine Orientierung, weil sich nichts dabei bewegt.

Über den Glauben muss gesprochen, gedacht werden. Den Glauben kann man tanzen, besingen und vor allem weitergeben. Für Jakobus ist jemand, der meint: Ich habe Glauben! Das reicht mir zur Glückseligkeit! So jemand ist in einem Irrglauben gefangen, der sperrt den Glauben weg und sich selbst dazu. In der Schriftlesung übt der Prophet Jesaja (Jes 58, 6-11) eine harte Kritik an Glaubensgenügsamkeit, die auf das Wesentliche des Glaubens vergisst. Der Glaube entkräftet keineswegs die

Gebote der Nächstenliebe und der Gottesliebe. Bei Jakobus merken wir, dass er richtig angewidert ist, von Menschen, die nur frommes Gerede für die Notleidenden übrighaben. Wenn Brüder und Schwestern in Not sind, nichts zum Anziehen, kein Dach überm Kopf oder nichts zu essen haben, ist es Pflicht und Schuldigkeit, hier die Hand auszustrecken und zu helfen. Ein lapidares Abspeisen mit Floskeln wie „Geh hin in Frieden! Aber geh schnell!“ ist für Jakobus ganz miese Heuchelei.

Wer nicht helfen kann oder will, soll zumindest aufhören, fromm und mitleidig zu tun.

Fast könnte man meinen, Jakobus hätte damals schon mit Menschen zu tun gehabt, die glaubten: „Wenn ich meinen spirituellen Weg zur inneren Selbstfindung und Frömmigkeit gefunden habe, bin ich glückselig und zufrieden. Um die Probleme dieser Welt oder meiner Nachbarn sollen sich andere kümmern.“ Wer so denkt und nicht aus Glauben heraus die Notwendigkeit sieht und den inneren Drang hat, zu handeln, wo es möglich oder unmöglich scheint, der muss im Glauben noch ein paar Schritte weitergehen. Die Schriften, Lebensgeschichten und Erzählungen der Bibel weisen hier einen klaren Weg zu mehr Glauben.

In den USA hat man an einem theologischen Seminar auch einmal einen Test gemacht – gemein muss man sagen – aber interessant und aufschlussreich, obwohl vorhersehbar. Mehrere Studentinnen und Studenten der Theologie haben sich in einer Veranstaltung mit biblischen Texten zur Nächstenliebe beschäftigt. Während der Sitzung wurden die Studenten einzeln in ein anderes Universitätsgebäude geschickt. Und auf dem Weg dahin – wie bei versteckter Kamera – ist jedem von ihnen ein Mensch in einer Notsituation begegnet. Wie glauben sie, haben sich die Studis, verhalten? Bei diesem Gute-Samariter-Experiment der Religionspsychologie hat etwa die Hälfte der Studierenden Notiz von dieser Person genommen. Selbst jene, die als Text den Barmherzigen Samariter durchgenommen haben, blieben kaum stehen, um nachzufragen, ob die Person Hilfe bräuchte. Hat Hilfsbereitschaft etwas mit Glauben zu tun?

Haben religiöse Erzählungen eine direkte Auswirkung auf unser Verhalten?

Glauben ist nicht Wissen, in der Hinsicht, dass Glaubensinhalte zu wissen noch keinen lebendigen Glauben schafft. Von etwas überzeugt zu sein, bewirkt noch nicht, dem auch Taten und Handlungen folgen zu lassen. Zu glauben, in christlicher Sicht, ist ein Beziehungsgeschehen zwischen Gott und zwischen uns Menschen und uns und der Schöpfung. Jesus Christus hat es oft gezeigt, wie Glaube heilen kann, trösten, aufrichten, lebendig machen. Zu glauben soll uns aufblühen lassen, die lebendige Gemeinschaft suchen lassen untereinander und mit Gott.

Christlicher Glaube ist eben nicht stille Selbstverwirklichung, sondern die uneingeschränkte Ausrichtung auf den Nächsten und auf Gott. Oder mit den Worten des Philosophen Philo: *„Was nützt es, das Schönste zu sagen, das Hässlichste aber zu denken und zu tun.“*

Amen

heilsame Berührungen

Jesus lehrte aber am Sabbat in einer der Synagogen. Und da war eine Frau, die hatte seit achtzehn Jahren einen Geist, der sie krank machte; sie war verkrümmt und konnte sich nicht mehr aufrichten. Als nun Jesus sie sah, rief er sie herbei und sagte zu ihr: Frau, du bist von deiner Krankheit erlöst. Und er legte ihr die Hände auf. Und auf der Stelle richtete sie sich auf und pries Gott. Der Synagogenvorsteher aber, aufgebracht darüber, dass Jesus am Sabbat heilte, sagte zu den Leuten: Sechs Tage sind es, an denen man arbeiten soll; kommt also an diesen Tagen, um euch heilen zu lassen, nicht an einem Sabbat!

Der Herr aber antwortete ihm: Ihr Heuchler, bindet nicht jeder von euch am Sabbat seinen Ochsen oder Esel von der Krippe los und führt ihn zur Tränke? Diese aber, eine Tochter Abrahams, die der Satan volle achtzehn Jahre in Fesseln gehalten hat, musste sie nicht am Sabbat von dieser Fessel losgebunden werden? Und als er dies sagte, schämten sich alle seine Gegner. Und alles Volk freute sich über all die herrlichen Taten, die durch ihn geschahen.

Lukas 13, 10-17

Eine Frau wurde geheilt und die religiösen Amtsdiener wurden beschämt. Die Leute jubeln! Es ist eine Geschichte für den kleinen Mann und die kleine Frau. Wir Menschen brauchen vielmehr davon, in den Arm genommen zu werden. Allzu oft nehmen wir uns nur gegenseitig auf den Arm. Schon bei Babys hat man festgestellt: Ohne Körperkontakt zu den Eltern verkümmern Kinder und werden sie krank. Körperliche Nähe ist für uns als Baby, als Kleinkind, als Jugendlicher und selbst als Erwachsener überlebensnotwendig. Und die Seele und Psyche von Kindern nimmt nachgewiesenermaßen Schaden, wenn niemand mit ihnen kuschelt, sie knuddelt, sicher und fest im Arm hält und wärmt. Ohne Leute zu spüren, entwickeln wir kein Gespür füreinander. Es ist eine aktuelle, brisante Frage – zufällig auch Thema des Radiokollegs auf Ö1 in der letzten Woche: Körperkontakt.

Leiden wir wirklich so sehr an Berührungshunger? Kann eine solche Zuwendung, wie sie Jesus vor 2.000 Jahren heilsam anwendet, nicht auch uns heilsam zugutekommen? Er hat verdorrte Hände wieder gesund gemacht, Lahme konnten wieder gehen, Blinde sehen und Stumme sprechen und Taube hören. Gebückte sind aufrechten und erhobenen Hauptes wieder weitergegangen. Auch in der Kirche, vor allem der lutherischen Schwesterkirche, wird es eifrig besprochen. Wie können wir die Menschen – also sie – mehr anrühren. Und man besinnt sich auf eine religiöse Handlung, die man in den Kirchen viele Jahrhunderte hindurch ganz selbstverständlich praktiziert hat: Das Salben und Handauflegen.

Nun, ich weiß, was mein Kollege und viele Kolleginnen alles dazu denken. So ein salbungsvoller Ritus – als Zeichen der Hoffnung - mit Berührung untereinander, das wäre aufgesetzt, käme einem magischen Verständnis gleich. Nur sind Berührungen, evtl. mit einem wohlriechenden Öl statt mit Schweißhänden, mit wohlklingenden Worten, in einem festgelegten nachvollziehbaren Rahmen ... können solche Berührungen nicht durchaus etwas bewirken?

Ich kann mit meinen Händen niemanden von Krebs, Rückenschmerzen und ähnlichen Krankheiten heilen. Das wäre echt super – hätte enorme Überzeugungskraft! Aber ich selbst kenne die Wohltat einer sanften Berührung, als auch einer kräftigen Massage. So wie das Auge, die Ohren und die Nase ist die Haut ein Organ und sensibel. Die Haut ist unser größtes Organ und vermittelt eine der ersten und eine der letzten Wahrnehmungen. Bei der Geburt und beim Sterben ist es wichtig, Menschen zu berühren. Das Streicheln eines Babys steigert sein Lebensgefühl genauso sehr, wie das Streicheln eines Menschen am Sterbebett. Sich berührt zu fühlen, kann uns das Gefühl von Geborgenheit und Verbundenheit vermitteln. Auch ein Anfassen an der Schulter oder eine Berührung bei einer Begegnung kann wohltuend erlebt werden. „Ich freue mich, dass sie wieder bei uns sind.“, hat mir eine freundliche Dame am Ausgang der Kirche letzte Woche gesagt und dabei meinen Arm berührt. Das war eine Bestärkung ihrer Worte. Auch bei Trauergesprächen, Beerdigungen kann eine leichte Berührung anzeigen: Ich bin mit ihnen verbunden und möchte, dass sie zu Kraft kommen.

Jesus hat viele Menschen berührt. Und Menschen wollten ihn anfassen und berühren. Weil sie sich von einer Begegnung mit einem Menschen wie ihm, so viel versprochen haben. Er fasste die seelisch und körperlich Kranken an, hat die Berührung nicht gescheut. Um zu verdeutlichen, wofür er von Gott geschickt und berufen worden war, sagt er einmal:

„Nicht die Gesunden brauchen den Arzt, sondern die Kranken.“ Mt 9,12

Wer krank ist, oder wer etwa in kranken Beziehungen lebt, der will sich leider oft nicht mehr berühren lassen. Wenn sich Partner in einer Beziehung nichts mehr zu sagen haben, stumm am Frühstückstisch sitzen oder abends ohne Worte nebeneinander einschlafen, fehlt meist auch der Wunsch nach Berührung. Achtzehn Jahre hat diese Frau in der Synagoge einen krummen Rücken. Sie schleppt sich wöchentlich wohl unter Schmerzen in die Synagoge. Man hat sie gesehen, gekannt: „Aja, das ist diese Frau, die immer so verkrümmt daherkommt." Plötzlich eines Tages spricht sie jemand in der Synagoge beim Gottesdienst an. Rabbi Jeshua winkt und deutet auf sie: „Ja, Sie, gute Frau! Kommen sie mal rüber!" Oft merken wir in der Kirche ja nicht, wenn jemand Woche für Woche kommt: Warum? Was sucht er oder sie? Was suchen sie? Warum seid ihr so bekümmert? Warum wirkst du so bedrückt? Warum gehst du so krumm? Endlich einmal ernstgenommen, ja wahrgenommen, angesprochen zu werden. Diese Begegnung mit Jesus hilft ihr aus dieser tiefen Lebenskrise heraus.

Achtzehn Jahre ... da musste etwas passiert sein. Womöglich ein traumatisches Erlebnis. Ist ihr Sohn gestorben, ihr Mann, ihre Eltern, hatte sie einen Unfall, oder war es eine rheumatische Erkrankung? Diese Frau hat eine Zwangshaltung, Ärzte sagen auch Ausweichhaltung, eine angenehmere seitwärts verzogene Schonhaltung gesucht, weil sie den Schmerz nicht mehr ertragen konnte. Ihr Blick war gegen Boden gerichtet, der Horizont in unerreichbare Ferne gerückt. Nur die eigenen Füße und das bisschen Boden vor ihr waren in ihrem Blickfeld. Sie konnte ihr Umfeld und ihre Mitmenschen kaum mehr wahrnehmen, und man sah über sie meist wohl auch nur hinweg.

Ein „Geist der Krankheit", ein „Geist der Schwäche" hatte sie gepackt, gekrümmt, blockiert. Nach achtzehn Jahren muss das Gefühl, eigentlich ist mir nicht mehr zu helfen und ich muss es ertragen, überwältigend gewesen sein. Sie war unfähig, sich allein aufzurichten, und die herablassende Haltung des religiösen Gottesdieners zeigt, dass sie wohl auch persönlich gedemütigt und als Außenseiterin gezeichnet war.

Durch die Zuwendung eines Mannes, des Rabbis, blüht sie wieder auf. Und dass Zuwendung Wunder wirken kann, merken wir, wenn wir lange Zeit keine mehr erfahren haben. Und auch physiologisch lässt sich erklären, dass Berührungen große Wirkung auf uns Menschen haben. Denn bei Berührung kann ein Hormon freigesetzt werden, das Kuschelhormon, Oxytocin. Durch Kontakt kann man heilen. So setzt man die Erkenntnis etwa gewinnbringend bei Schwerdepressiven oder bei Menschen mit Schlafstörungen, mit Ess- oder Brechsucht ein. Durch regelmäßige Massagen ergeben sich rasche Behandlungserfolge. Beten allein reicht eben nicht immer aus, wie schon im Buch Jesus Sirach 38 als „Lob des Arztes“ so klug und weise steht.

Ehre den Arzt mit gebührender Verehrung, damit du ihn hast, wenn du ihn brauchst; denn der Herr hat ihn geschaffen, und die Heilung kommt von dem Höchsten, und Könige ehren ihn mit Geschenken. Die Kunst des Arztes erhöht ihn und macht ihn groß bei Fürsten und Herren. Der Herr lässt die Arznei aus der Erde wachsen, und ein Vernünftiger verachtet sie nicht. Wurde nicht das bittere Wasser süß durch Holz, damit man seine Kraft erkennen sollte? Und er hat solche Kunst den Menschen gegeben, um sich herrlich zu erweisen durch seine wunderbaren Mittel. Damit heilt er und vertreibt die Schmerzen, und der Apotheker macht Arznei daraus, damit Gottes Werke kein Ende nehmen und es Heilung durch ihn auf Erden gibt.

Mein Kind, wenn du krank bist, so missachte dies nicht; sondern bitte den Herrn, dann wird er dich gesund machen. Lass ab von der Sünde und handle rechtschaffen und reinige dein Herz von aller Missetat. Opfre lieblichen Geruch und feinstes Mehl zum Gedenkopfer, und gib ein fettes Opfer, als müsstest du sterben. Danach lass den Arzt zu dir, denn der Herr hat ihn geschaffen; und weise ihn nicht von dir, denn du brauchst auch ihn. Es kann die Stunde kommen, in der dem Kranken allein durch die Hand der Ärzte geholfen wird; denn auch sie werden den Herrn bitten, dass er's ihnen gelingen lässt, damit es sich mit ihm bessert und er gesund wird und wieder für sich sorgen kann. Wer vor seinem Schöpfer sündigt, der soll dem Arzt in die Hände fallen!

Schon um 180 v. Chr. werden die Apotheker, deren Arzneien, die Ärzte und ihre Kunst als von Gott geschenkt gepriesen. Es kommt die Zeit, da braucht es einen Arzt, um zu heilen. Manche christlich-religiösen Sekten, die Behandlungen durch Ärzte ablehnen, sollten hier durchaus einmal einen Blick reinwerfen.

Jesus ist ein besonderer göttlicher Chiropraktiker. Er heilt mit Worten und mit seinen Händen u.a. auch den Rücken von Menschen, renkt Wirbel wieder ein, löst Verkrampfungen, massiert die Verspannungen heraus … und verhilft etwa dieser Frau in der Synagoge zu einem aufrechten Gang und zu einem Jubelgesang. Sie kann wieder jubeln, und wer von ihnen schon einmal Rückenschmerzen hatte, die vielfältigsten Behandlungen von Moorpackungen, Massagen, Elektrobehandlungen, Wärmekissen durchgemacht hat, weiß, wie befreiend es ist, endlich wieder oder mit weniger Schmerzen durchs Leben zu gehen. Die Lebensqualität ist enorm gesteigert, wenn einmal die Schmerzen weg oder weniger geworden sind. So wie Jesus aber verschobene Wirbel im wahrsten Sinne des Wortes wieder einrenkt, so renkt er verschrobene Glaubensvorstellungen wieder ein. Traditionalisten mussten sich fürchten, von Jesus düpiert zu werden. Vorgeführt hat er sie, die Männer in religiösen wichtigen Ämtern, die sich so wichtig genommen haben. Denen die Dogmen, Lehrsätze, Regeln, Gebote und Verbote wichtiger geworden sind als die Menschen. Wo keine Rücksicht auf Bedürfnisse des Einzelnen mehr genommen wurde.

Recht muss Recht bleiben! Und Recht hatten sie! Am Sabbat war das Heilen eigentlich untersagt, weil es Arbeit, eine Tätigkeit gewesen wäre. Aber nun liegt das Recht nicht immer richtig. Das Durchsetzen einer Rechtspraxis kann auch unmenschlich sein. Und unmenschlich oder menschverachtend ist dann derjenige, dem oder der nichts anderes einfällt, als immer wieder auf bestehendes Recht zu pochen. Rechtssätze leben nur dadurch, dass sie interpretiert, auf den Einzelfall angewendet und abgestimmt werden. Der Sabbat ist für den Menschen da, nicht der Mensch für den Sabbat. Die Religion ist für die Menschen da und nicht die Menschen für die Religion. Gott braucht keine Religion. Wir brauchen sie. Und oft missbrauchen wir sie. Nach religiöser Lehrmeinung vieler ist es Sünde, wenn ein Mann einen Mann, eine Frau eine Frau liebt. Nach religiöser Lehrmeinung ist Arbeit am Sonntag verboten.

Der Synagogenvorsteher hat Recht. Am Sonntag waren nach damaliger jüdischer Auffassung wohl die Heilung, das Geschäft mit Arzneien, Tinkturen und die Ausübung des Arztberufs untersagt. Das Sabbatgebot regelte: es dürfe kein Brot gebacken und verkauft, keine Patienten behandelt und geheilt werden. Wenn die religiösen Amtsdiener selbst oder ihre Angehörigen krank geworden wären, hätten sie vermutlich eine Ausnahme durchgedrückt. Aber der einfache Mann und die einfache Frau sollten sich gedulden und den Sabbat durchleiden. Am Montag könne ihnen dann vielleicht geholfen werden. Predigen dürfen wir, aber allzu heilsam, allzu wohltuend und unterhaltend darf es nicht sein.

Das religiöse Amt kann manchen zu Kopf steigen. Wenn Priester, Pfarrer, Bischöfe, Päpste meinen „Recht muss Recht bleiben!", „Ein Gebot ist ein Gebot ist ein Gebot!", und wir verbieten weiterhin Kondome und Empfängnisverhütung, verurteilen gleichgeschlechtliche Partnerschaften, lehnen strikt Sonntagsarbeit ab … da muss man sagen: sie haben sich ihre eigenen Götzen geschmiedet und nehmen die Menschen, um die es geht, deren Bedürfnisse, nicht mehr wahr. So kämpft etwa eine jüdische ultraorthodoxe Initiative in Jerusalem schon monatelang gegen eine öffentliche Tiefgarage, die auch am Sabbat offen haben soll.

Jesus heilt am Sabbat einen Mann mit verdorrter Hand, eine Frau mit krummem Rücken. Und seine Jünger rupfen Getreideähren am Sabbat. Ein Affront gegen das religiöse Establishment. Selbst wenn du Hunger hast, sollst du am Sabbat nicht arbeiten, um dich zu ernähren. Selbst wenn du krank bist, sollst du gefälligst auf die Ambulanzzeiten von Montag bis Freitag warten. Da sind Gottes Worte zu zwanghaften Formeln geworden und hat sich ein religiöser lebensfeindlicher Traditionalismus gebildet, den Jesus aufbrechen will. Er will die Frau von ihrem Geist der Krankheit heilen und die Religion von ihren Dämonen, ihrer Engführung. Die Religion war pervertiert, und das tut sie, wenn man nicht aufpasst, auch heute.

Zu entdecken, dass persönliche Zuwendung wichtiger ist vor Gott als ein strenges Reglement von Gesetzen, das bei Befolgung den Himmel verspricht … das kann befreiend sein. Für jeden einzelnen von uns als religiösen Menschen, aber auch für die Religion insgesamt.

Die Religion wieder menschlich, menschennah zu gestalten und leben, meint auch, uns zu befähigen, dass wir wieder aufrecht und eigenständig gehen zu lernen. So wird die Begegnung untereinander und mit Jesus zu einer heilsamen Berührung im Leben.

Flucht in die Arbeit

Später zeigte sich Jesus den Jüngern noch einmal, am See von Tiberias. Und er zeigte sich so: Simon Petrus und Thomas, der Zwilling genannt wird, und Natanael aus Kana in Galiläa und die Söhne des Zebedäus und zwei andere von seinen Jüngern waren beisammen. Simon Petrus sagte zu ihnen: Ich gehe fischen! Sie sagten zu ihm: Wir kommen auch mit dir. Sie gingen hinaus und stiegen ins Boot und fingen nichts in jener Nacht. Als es aber schon gegen Morgen ging, trat Jesus ans Ufer; die Jünger wussten aber nicht, dass es Jesus war. Da sagte Jesus zu ihnen: Kinder, ihr habt wohl keinen Fisch zum Essen? Sie antworteten ihm: Nein.

Er aber sagte zu ihnen: Werft das Netz auf der rechten Seite des Bootes aus, und ihr werdet einen guten Fang machen. Da warfen sie es aus, und vor lauter Fischen vermochten sie es nicht mehr einzuziehen. Da sagte jener Jünger, den Jesus liebte, zu Petrus: Es ist der Herr. Als nun Simon Petrus hörte, dass es der Herr war, legte er sich das Obergewand um, denn er war nackt, und warf sich ins Wasser.

Die anderen Jünger aber kamen mit dem Boot - sie waren nämlich nicht weit vom Ufer entfernt, nur etwa zweihundert Ellen - und zogen das Netz mit den Fischen hinter sich her. Als sie nun an Land kamen, sahen sie ein Kohlenfeuer am Boden und Fisch darauf liegen und Brot. Jesus sagte zu ihnen: Bringt von den Fischen, die ihr gerade gefangen habt.

Da stieg Simon Petrus aus dem Wasser und zog das Netz an Land, voll von großen Fischen, hundertdreiundfünfzig. Und obwohl es so viele waren, riss das Netz nicht. Jesus sagte zu ihnen: Kommt und esst! Keiner von den Jüngern aber wagte ihn auszuforschen: Wer bist du? Sie wussten ja, dass es der Herr war. Jesus kam und nahm das Brot und gab es ihnen, und ebenso den Fisch. Das war schon das dritte Mal, dass Jesus sich den Jüngern zeigte, seit er von den Toten auferweckt worden war.

Johannes 21, 1-14

Männer flüchten sich in ihre Arbeit. Typisch. Wenn Männer in der Krise sind, gehen sie zum Beispiel fischen. Für Simon und für Thomas und Natanael und die Söhne des Zebedäus war es so, als würden sie ins Büro gehen, noch ein paar Akten sortieren und Memos diktieren.

Sie wollten nach Ostern wieder in ihren gewohnten Alltag zurückkehren. Zurück an den See Genezareth und ihr Leben als Fischer einstweilen wieder aufnehmen. Als Simon zu seinen Kollegen sagt: „Ich gehe dann mal fischen!“ Da meint er nicht: „Ich will mich beim Angeln entspannen. In Ruhe meine Angelrute mit Köder auswerfen und meine Gedanken ordnen.“ Für Simon und die anderen sechs war es ihr Broterwerb. Sie waren mit ihren Familien, den Ehefrauen und Kindern und Eltern und Tanten und Onkel darauf angewiesen, dass sie was fangen.

Der Mensch muss was essen, und es bringt ja doch nichts, sich über die vergossene Milch, sprich das Geschehene in Jerusalem – das Kreuz und das leere Grab - weiter den Kopf zu zerbrechen. Es war aus und vorbei mit dem schönen Traum vom Gottessohn, der unsere Welt erlöst. Nach dem ganzen schrecklichen und verwirrenden Geschehnissen in Jerusalem – der umjubelte Einzug in die Stadt wirkte schon nur mehr wie ein Traum. Die Siegesgewissheit und alle Erfolgsgefühle beim letzten gemeinsamen Mahl mit Jesus waren verpufft. Die bösen Vorahnungen wurden grausliche Realität, als man Jesus im Garten Getsemani verhaftet hatte, als sie ihn ausgepeitscht, verhört und abgeurteilt hatten. Mit der Kreuzigung auf Golgatha schien alles verloren. Ja, als sie das Grab leer aufgefunden hatten und Jesus ihnen auch noch zweimal erschienen war, da waren die Jünger dann restlos verwirrt. Jesus als Auferstandener sprach in Rätseln – noch unverständlicher als er es als Lebendiger getan hatte: „Thomas. Du glaubst, weil du mich gesehen hast. Selig, die nicht mehr sehen und glauben.“ A ja? Wer sollte ihnen diese Botschaft abkaufen? Es war völlig unklar, wie es weitergehen sollte. Sie wussten nicht mehr, was sie tun sollten. Also taten sie das, was sie gelernt hatten und mit dem sie ihre Familien und sich selbst ernähren konnten. Sie gingen fischen.

Nach all den Schlappen sucht und braucht man dringend ein Erfolgserlebnis. Eine Bestätigung, dass sie noch Männer und keine Memmen sind. Sieben Männer am Rande des Nervenzusammenbruchs mag man meinen. Sie hassten wohl auch, was sie getan oder besser was sie unterlassen hatten, vielleicht auch, was sie geworden waren – ein verängstigter und verunsicherter Haufen. Nur kurz hatten sie versucht, den Wahnsinn, der zur Hinrichtung Jesu geführt hat, zu verhindern. Die Jünger waren zu schwach, zu wenig forsch, zu verhalten, zu zögerlich gewesen. Wer waren sie auch schon? Ganz normale Fischer, die ein paar Monate mit Jesus durch die Gegend gezogen waren. Ihre Namen hatten die Leute schon vergessen, ehe sie noch Jesus vom Kreuz abgenommen hatten. Was für eine Botschaft konnten sie auch herumerzählen? Wer hätte ihnen geglaubt, dass Jesus - von den Toten auferweckt - mitten in ihrer Runde aufgetaucht war? Das glaubt schon heute kaum noch wer. Was die Jünger geglaubt hatten, der triumphale Sieg von Jesus, dem Gottessohn über alle Ungerechtigkeiten dieser Welt ... da musste selbst Petrus wohl lächeln.

> Das hatten wir echt geglaubt? Dass sich was ändert in der Welt, an den ungerechten Systemen, der Ausbeutung, Übervorteilung und Unterdrückung? Wo war denn eine Änderung zu sehen? Alles ging weiter wie zuvor. Da war es doch das Beste, an den eigenen Arbeitsplatz zurückzukehren, wieder sein täglich Brot und seinen Fisch zu verdienen und all die Spinnereien von einer neuen Welt ... dafür war noch genügend Zeit in der Pension.

Sie waren frustriert und das zu Recht. Zuerst setzt ihnen Jesus Flausen in den Kopf und dann geht alles schief. Also gehen sie Fischen gegen ihren Frust, Frustfischen. Sie gehen einer geregelten Tätigkeit nach und wollen dann mal in aller Ruhe schauen, wie es weitergehen kann. Sie fliehen in die Geschäftigkeit, in die Aktivität, suchen sich etwas zu tun. Wenn die Jünger in der Krise sind, müssen sie was tun. Das kann jeder Mann nachvollziehen. Wir gehen in die Werkstatt und basteln ein hübsches Stück oder waschen und putzen unseren Wagen. Wir ordnen Dinge und Angelegenheiten im Büro.

Frauen reden miteinander über ihre Ansichten und Gefühle. Maria und die anderen Frauen rund um Jesus tauschen sich aus und verarbeiten derart ihre Enttäuschungen. Die Männer, Petrus, Natanel, Thomas und die anderen grummeln, und Petrus sagt lapidar: „Ich geh dann mal fischen.“ „Warte, wir kommen mit.“ Nur funktioniert das leider fast nie. Wer sich frustriert an seine Arbeit macht, dem gelingt nur selten ein großer Wurf bzw. ein fetter Fang. Das Frustfischen frustriert unsere Männertherapiegruppe noch mehr, als sie die ganze Nacht hindurch absolut nichts fangen können. Ihre Köpfe und ihre Netze und ihre Herzen waren leer bei der Abfahrt vom Steg und sie blieben leer. Die Arbeit brachte keinerlei Befriedigung – nur noch mehr Frust und Enttäuschung. Schlechte und feige Jünger und Nachfolger sind sie gewesen und jetzt auch noch miserable Fischer. Es war für sie noch nicht die Zeit, nach Ostern zu den gewohnten Tätigkeiten und dem bekannten Arbeitsplatz zurückzukehren. Es brachte keine Befriedigung. Sie tun und machen und strengen sich an, aber ihre Netze bleiben leer.

Das Gefühl, auf der Stelle zu treten, bei allem, was man tut, irgendwie scheinbar kein Erfolgserlebnis zu verspüren, das holt uns immer wieder mal ein. Tagein und tagaus strengen wir uns an, sind für unsere Arbeit und für andere da. Wir wollen unser Bestes geben, aber fühlen uns trotz aller Geschäftigkeit ausgebrannt, leer und ohne inneren Antrieb. Es scheint zu einer Volkskrankheit bei uns in der Gesellschaft geworden zu sein. Dabei könnte man die Arbeit mit so viel Liebe und Leidenschaft, mit Elan und innerer Befriedigung erledigen. Warum geht das nicht? Manchmal dämmert es uns wie den Jüngern damals nach der Nacht, in der sie sich wieder erfolglos als Fischer versucht hatten. Sie fragten sich: Was tun wir hier überhaupt?

Vor ein paar Tagen wollten wir für unseren Glauben an eine bessere Welt, eine Welt nach Gottes Plan unser Leben geben. Wir wären bereit gewesen, für eine große göttliche Idee zu sterben. Und heute fahren wir raus aufs Wasser und fischen lustlos im Trüben. Da ruft ihnen jemand zu: „Kinder, ihr habt wohl keinen Fisch zum Essen?“ Auch Auferstandene haben anscheinend Humor. Das gibt Hoffnung für eine heitere Zeit nach der Auferweckung. Jesus ist provokant und süffisant. So mögen ihn die Jünger als Lebenden gekannt haben. Aber ein Totgeglaubter stellt doch keine spöttischen Fragen. Oder? Sie können Jesus jedenfalls nicht erkennen. „Werft das Netz doch mal zur rechten Seite aus, und ihr werdet einen guten Fang machen!“ Will sich dieser Mann am Ufer lustig machen über sie? Na ja, es konnte ja nicht schaden, und so folgen sie einem Ratschlag, wenn er auch bescheuert klingt. Eine ganze Nacht waren sie unterwegs und hatten nichts gefangen. Jetzt kommt ein Mann dahergelaufen und glaubt, er wüsste mehr als sie vom Fischen. Sie tun's, und im Nu ist das Netz zum Bersten voll. Aber jetzt dämmert es erst einem, dem Lieblingsjünger von Jesus: „Es ist der Herr!“ Das Netz ist voll gefischt. Sie haben ein Erfolgserlebnis. Mit einem Schlag begann sich ihre Verzweiflung und ihre Ohnmacht und ihr Dämmerzustand zu lösen.

Es braucht oft nicht viel, dass wir aus einer unserer Schwächephasen herauskommen und herausgerissen werden, ganz plötzlich. Hier ist es Jesus, der Auferstandene, der als Fremder einen guten Rat gibt. In unser Schriftlesung aus dem Danielbuch (Daniel 10, 2-12.18f.) ist es ein Engel, der Daniel aus seiner tiefen verzweifelten Trauer herausreißen kann. Daniel sitzt am Ufer des Tigris, mit verlorenem Blick und trübem Gemüt. Auch er hatte alle Hoffnung verloren, nachdem die Stadt Jerusalem zerstört und sein Volk so schwer geschlagen worden war. Plötzlich begegnet ihm eine engelsgleiche Gestalt, die ihn im wahrsten Sinn des Wortes umwirft. Daniel war schon völlig erschöpft und ausgebrannt, war kreidebleich und verliert auch gleich einmal die Besinnung. Es war zuviel für ihn, wie für die Jünger von Jesus damals.

Daniel bleibt mit dem Gesicht am Boden liegen. „Doch eine Hand berührte mich und rüttelte mich wach. Der Mann sprach zu mir: Gott liebt dich, Daniel!“ Nichts kann uns mehr Lebenskraft zurückgeben, als das Wissen darum: man ist geliebt. „Steh auf und achte auf meine Worte“, sagt der Fremde. „Gott hat mich zu dir geschickt. Hab keine Angst!“

Und der Engel berührte Daniel noch einmal und gab ihm dadurch Kraft. „Gott liebt dich, er meint es gut mit dir. Sei jetzt stark und mutig!“ Manchmal hilft es, wenn mir jemand so geradeheraus solche simplen Sätze zuspricht. Und auch bei Daniel kehrt die Kraft zurück und er sagt: „Mein Herr, weil du mich gestärkt hast, kann ich hören, was du mir sagen möchtest!“

Wir benötigen Zuspruch, einen Weckruf, so wie Jesus seine Jünger wachruft, um wieder Hören und um wieder Hoffen zu können. Konzentriert euch jetzt einmal auf das Wesentliche. Werft euer Netz noch einmal bewusst aus, gebt noch nicht auf. Und sie werden was fangen. Dann springt Petrus gleich einmal kopfüber ins Wasser und hastet zu Jesus, während die anderen zurückrudern müssen. Und sie stärken sich alle bei Fisch und Brot. Da braucht es keine großen Worte, keine Fragen. Es reicht, dass die Jünger wach geworden sind, dass sie wie Daniel neue Kraft geschöpft haben aus ihrer Begegnung. Begegnungen und Berührungen können uns Kraft geben. In den Arm genommen zu werden oder auch sachte an der Schulter oder am Arm berührt zu werden. Die Anteilnahme anderer ist eine unserer Lebensquellen.

Wir können nicht immer alles aus uns selbst heraus lösen. Wenn jemand zu uns spricht, uns Mut macht, uns zum gemeinsamen Essen einlädt, das alles sind heilsame Momente. Aus den Frustfischern werden auch keine Frustesser, sondern alles beginnt sich von selbst zu lösen durch die Einnahme einer neuen Perspektive. Jesus ruft uns vom Ufer aus zu: „Kommt her und esst mit mir.“ Alles andere kann warten und muss ab und zu warten.

sehen, hören, riechen, schmecken, tasten, denken, glauben

Aus Erde formte der Herr die Menschen, auch sie schickt er wieder zu ihr zurück. Er gab ihnen abgezählte Tage und setzte die Zeit ihres Lebens fest, und doch übertrug er ihnen die Herrschaft über alles, was auf der Erde lebt. Er schuf sie nach seinem eigenen Bild und gab ihnen teil an seiner Macht. Furcht vor den Menschen ließ er auf alle Geschöpfe fallen; sie sollten herrschen über die Tiere auf dem Land und die Vögel in der Luft

Sie empfingen die fünf Fähigkeiten des Herrn zum Gebrauch. Als sechste teilte er ihnen den Verstand zu und als siebte die Vernunft, um die anderen Fähigkeiten folgerichtig zu gebrauchen. Er gab ihnen Zunge, Auge und Ohr und einen Verstand, um nachzudenken. Mit Einsicht und Wissen erfüllte er sie und leitete sie durch Beispiele an, zwischen Gut und Böse zu unterscheiden. Er lehrte sie, ihn ernst zu nehmen, und zeigte ihnen die Größe seiner Werke. Für alle Zeiten dürfen sie stolz sein auf seine erstaunlichen Taten. Ihn, den Heiligen, sollen sie preisen und die Größe seiner Werke verkünden!

Doch nicht nur Einsicht schenkte er ihnen, sondern auch das Gesetz, den Weg zum Leben damit sie darüber nachdenken, daß sie jetzt sterblich sind. Er schloß mit ihnen einen ewigen Bund und verkündete ihnen seine Gebote. Sie sahen den Glanz seiner Herrlichkeit und hörten seine gewaltige Stimme. Er warnte sie ernstlich vor jedem Unrecht, und für ihr Leben miteinander gab er ihnen klare Weisung.

Jesus Sirach 17, 1-14

Welchen Klang hat ihr Glaube?

Oder ist für Sie Religion am besten mit einem stillen Moment gleichzusetzen? Etwa so ... Der Glaube beginnt immer mit allen Sinnen. Sinnvoller Glaube muss sich auf die Sinne beziehen.

Wir haben unsere persönlichen religiösen Kennmelodien, die uns vertraut sind. Ob den Gong der Klangschale, der immer mehr verbreitet ist – und auch bei Schülern wirklich gut funktioniert. Selbst die energiegeladenen Burschen und

Mädels werden plötzlich ruhig, schließen ihre Augen und versuchen dem Abschwingen des Klangs zu folgen. Ein Klang!, der für viele hilfreich ist, um zur Ruhe zu kommen und die Gedanken zu sammeln, um zu sich zu kommen.

Oder liegt ihnen mehr der orthodoxe Wechselgesang, der stundenlang in der heiligen Liturgie fast schon wie ein Mantra, das sich ständig wiederholt und einen tranceartigen Zustand erzeugen kann, gesungen wird. Wahrscheinlich passt zu den meisten Evangelischen unter ihnen aber die Orgelmusik zu „Ein feste Burg ist unser Gott“ oder die einfache Stille.

Glaube und Religion muss unsere Sinne bedienen. Davon wird Glaube erst lebendig. Es gibt sinnliche Stimuli im Bereich der Religion, Eindrücke, die Erinnerungen abrufen können. Und ich muss zugeben, wir greifen als Pfarrer auch immer wieder darauf zurück. Deshalb geht es heute um das Thema: „sehen, hören, riechen, schmecken, tasten, denken, glauben“. Das alles gehört zusammen und keiner dieser aufgezählten Fähigkeiten steht über den anderen. Sie brauchen einander.

Wie riecht Religion für sie? Viele Kirchen haben ihren eigenen Geruch. Katholische und orthodoxe lassen sich etwa am Grad der Beweihräucherung erkennen. In Evangelischen Kirchen schwebt meist nur der Geruch von Putzmittel durch den Raum. Kenner unter Ihnen nutzen wohl den Moment beim Abendmahl, während sie den Kelch mit dem Wein – oder Traubensaft – entgegennehmen und schnuppern auch kurz am Wein, bevor sie davon trinken. Für mich riecht Religion vor allem nach der Zwinglikirche in der Schweglerstraße im 15. Bezirk in Wien. Den Geruch des dortigen Raums erkenne ich blind, weil ich mich so häufig dort als Kind aufgehalten hab. Die Erinnerung an Gerüche behalten wir am längsten, heißt es, deshalb ist es gut, bei Menschen am Krankenbett oder auch im Koma oder kurz vorm Sterben noch etwas zum Riechen zu reichen.

Wie schmeckt Religion? Nach Schwarzbrot beim Abendmahl oder eher nach Hostie und Oblate – also nach kaum etwas – oder nach Ostereiern, nach Fischstäbchen mit Honigwaben, wie sie bei uns zu Ostern in der Gemeinde aufgewartet werden? Oder hat Religion einen bitteren, moralinsauren Beigeschmack.

Und wie fühlt sich Religion für sie an? Nass und hoffentlich nicht zu kalt wie bei der Taufe? Oder fühlt es sich für sie eher nach Stillsitzen in unbequemen Positionen an?

Sie merken schon, ich stoße schnell an die Grenzen unserer Sinnlichkeit in Sachen Religion – wir haben in den reformierten Kirchen kaum was zum Anschauen - immerhin haben wir uns gegenseitig – wir haben keinen Eigengeruch, keine Kennmelodie, keinen Eigengeschmack, der uns sofort kenntlich werden lässt. Wenn sie heute im Gottesdienst sitzen und stehen, dann sind sie meist nur zum Hören und Lesen und Singen und Denken verdammt. Was zum Tasten, zum Schmecken gibt es nur ab und zu – bei Kindergottesdiensten und Abendmahlsfeiern und bei einer Taufe, wie heute.

Ist unser Glaube auf unsere Sinne angewiesen? Ja. Denn ein blinder Glaube, ein Glaube, der taub, geruchlos und ohne Geschmack ist, bleibt ein fader, ein toter Glaube, der bestimmt nicht lebendig machen kann. Sinnlichkeit bestimmt das Leben. Danach suchen wir und sehnen wir uns. Was müssen wir sehen, um zu glauben? Das Turiner Grabtuch oder ein paar Splitter vom Kreuz? Müssen wir Wunderheilungen, Marienerscheinungen und außernatürliche Effekte mit den eigenen Augen gesehen haben, um glauben zu können? Manchmal reicht es schon aus, Mitmenschlichkeit, Hilfsbereitschaft und eine offene und tolerante Gemeinschaft zu sehen, damit ich glauben kann.

Was muss ich hören können, um zu glauben? Wenn ich nur Schreckensmeldungen von Katastrophen, das Geschrei und Stöhnen all der Kranken, Unterdrückten und Geschlagenen in der Welt höre, verlier ich schnell den Glauben an das Gute und an einen Gott in der Welt. Wenn ich aber das hilfsbereite und ehrlich gemeinte: „Kann ich Ihnen helfen?“ höre oder das Aufseufzen nach überstandener Trauer und den ersten hoffnungsvollen Satz vernehmen kann, mag ich an einen Gott glauben, der es gut mit uns meint.

Was muss ich anfassen und berühren, um glauben zu können? So wie der ungläubige Thomas in die Wunde des auferstandenen Jesus greifen wollte, muss ich es nicht haben. Mich rührt der Glaube anderer an, die in großer Not und voller Hoffnungslosigkeit noch beten konnten und Worte zur Klage fanden. „Mein Gott, warum hast du mich verlassen?“ Wer so sehnsüchtig zu Gott beten kann, in schweren Schmerzen, der drückt viel von heilvollem Glauben aus. Sich bei Gott geborgen fühlen, das rührt mich an.

Was muss ich schmecken und riechen, um glauben zu können ... Da bin ich eher bescheiden und sage: Es darf mir bei meiner Religion nicht schlecht werden. Der Sinn fürs Religiöse und unser Glaube werden durch unsere Sinne geweckt. Und eine eindrucksvolle Passage bietet der Predigttext aus dem Buch Jesus Sirach 17, 1-14. Es ist ein sogenanntes apokryphes Buch, also kein Bestandteil des alttestamentlichen Kanons. Jesus Sirach ist eine Sammlung von Gedanken und Schriften, die um das Jahr 180 v. Chr. zusammengestellt worden sind und die etwa bei den Reformatoren und im Judentum neben den kanonischen Texten eine durchaus hohe Wertschätzung genießen. Dort wird beschrieben, dass Gott uns geformt habe und seine fünf Fähigkeiten zum Gebrauch mitgegeben hat. Heute würden wir sagen, Gott hat uns mit den fünf Sinnen ausgestattet. Eine Grundausstattung, die wir in der einen oder anderen Form früher ganz bestimmt zum Überleben gebraucht haben. Gott gab uns das Hören, das Sehen, das Riechen, das Schmecken, den Tastsinn und dazu als sechste Grundfähigkeit den Verstand und als siebte die Vernunft, um alle anderen gut zu gebrauchen. Das ist die Basisausstattung, die bei manchen unterschiedlich ausfallen kann. Wichtig ist zu erkennen, dass diese Fähigkeiten nicht unseren Wert als Menschen ausmachen – also wenn etwa der Sehsinn oder der Hörsinn fehlen, dann ist das kein Mangel nach altjüdischer Ansicht. Die Fähigkeiten zeichnen uns nicht aus – darauf darf man sich nichts einbilden, sondern soll dankbar sein, wenn man gut sieht oder gut hört. Die mitgegebenen Fähigkeiten machen unsere Verantwortlichkeit aus, die wir zu tragen haben.

Wir sind dazu bestimmt, unsere Fähigkeiten - die bekannten fünf Sinne und das Denken und die Vernunft - möglichst weise zu gebrauchen. Wie es heißt, hat uns Gott die Herrschaft und Aufsicht über alles, was auf Erden lebt, übertragen. Wie wir damit teilweise eher schlecht als recht umgehen, hat ihn immerhin noch nicht dazu gebracht, diesen Auftrag zurück zu nehmen. Also gibt es wohl immer noch Hoffnung für unseren grünblauen Planeten. Auch wenn hunderte Tierarten und Pflanzenarten jedes Jahr aussterben und wenn wir den Planeten an manchen Stellen unbewohnbar machen. Wir tragen die Verantwortung, je nach unseren Möglichkeiten – nicht mehr aber auch nicht weniger als im Rahmen unserer Möglichkeiten. Tiere, Vögel, Pflanzen und unsere Mitmenschen sollen wir sorgsam und fürsorglich, mit Rücksicht und Umsicht behandeln. Gespenstisch, dass der Aufruf nach mehr als tausenden von Jahren so drängend aktuell klingt.

Im Neuen Testament sagt Jesus: „Selig sind eure Ohren, weil sie hören" – wenn ihr sie nicht zuklappt. Und selig sind eure Augen, wenn sie Not sehen und ihr nicht das Köpferl in den Sand steckt. Wir haben von Gott unsere Sinne erhalten plus Verstand und Vernunft, um sie zu gebrauchen. Und wir müssen sie - wie bei Kleinkindern - wecken, entwickeln, trainieren, fördern und fordern. Und wir sollen sie nicht überfordern, wie es allzu oft geschieht.

Die Reizüberflutung und die Lärmverschmutzung sind ja schon ein gravierendes medizinisches Problem geworden. Reizüberflutung erzeugt Stress, und Stress macht krank. Überall gibt es was zu sehen, locken Bilder und Plakate und Schaufenster und Fernsehprogramme. Überall, wo man laufen kann, läuft Musik, in den Gassen und Straßen und Lokalen und am I-Pod. Überall sollen künstliche Wohlgerüche und Aromen wehen, die auf Knopfdruck oder per Sensor oder Zeitschaltuhr ihre aromatischen Öle versprühen und bei mir zumindest meist Kopfschmerz bewirken. Überall stehen verlockende Naschereien für den Gaumen, Snacks und Süßigkeiten herum – und suggerieren Bedürfnisbefriedigung. Dabei werden uns heute oft Mogelpackungen untergeschoben zur Geschmacksverderbung: Orangensaft ohne Anteil von Orangen, geschredderter und gepresster Analogkäse ohne Käseanteil, Schokokekse ohne Schokoladenanteil, Olivenölpesto ohne Olivenöl, Schummelschinken ohne Schinkeninhalt.

Gott hat uns aber die Sinne gegeben, nicht damit wir in den Bilderfluten untergehen – allen Reizen nachlaufen – nicht damit wir uns mit Musik zudröhnen und von der Umwelt abstöpseln – nicht damit wir uns den Geschmack mit zu süßem, zu saurem, zu bitterem, zu salzigem, zu umamimem, dem fünften entdeckten Geschmackssinn für alles Glutamatige, verderben.

Gegen den sinnlichen Overkill, gegen die Reizflut helfen Sinn Nummer sechs und sieben: „Wer beim Denken seinen Verstand gebraucht, ist glücklich.", heißt es bei Jesus Sirach 14,20 so klug. So meint auch Paulus: „Prüft alles! Das Gute behaltet!“ Vom Rest machen wir uns also frei, er soll uns und unsere Sinne nicht belasten. Und als Warnung für alle Gedankenlosen: „Unverbesserliche Narren sterben aus Mangel an Verstand.“ Sprüche 10,21. Jetzt ist es natürlich schwierig, das Gute und Wichtige herauszufiltern. Sprüche 2,3 rät: „Rufe Verstand und Einsicht zur Hilfe!“ Und: „Weisheit und Verstand sind ein sicheres Fundament, auf dem du dein Haus errichten kannst.“ Sprüche 24,3. Damit können wir schließlich alles im Leben gut einordnen. Denn Gott hat uns als Menschen ganz gut hinbekommen.

Gebrauchen wir unseren Verstand und folgen wir der Vernunft, werden wir achtsam und leben wir bewusst – das ist die beste Religion. Denn Religion muss vernünftig sein.

Der Prophet und der Clown

Der Ausspruch, den Habakuk, der Prophet, geschaut hat.

Wie lange, HERR, rufe ich schon um Hilfe,

du aber hörst nicht!

Ich schreie zu dir: Gewalttat!

Du aber hilfst nicht!

Warum lässt du mich Unrecht sehen

und schaust dem Unheil zu:

Vor mir ist Unterdrückung und Gewalttat!

Und Streit ist entstanden,

und es erhebt sich Zank.

Darum wird die Weisung kraftlos,

und niemals mehr strahlt das Recht aus.

Denn der Übeltäter umstellt den Gerechten.

Darum strahlt verdrehtes Recht aus!

Habakuk 1,1-4

Liebe Gemeinde! Es gibt ja so viel Übles in der Welt! Wie lange müssen wir das noch mit anschauen? Die biblische Antwort kennen Sie: Bis zum Tag des Jüngsten Gerichts. Oder bis wir den Fernseher abdrehen und uns frei nach Biedermeier ins Kämmerlein zurückziehen. Aber Menschen schreien jetzt um Hilfe! Und wir schreien „Gewalttat und Verbrechen!“ Aber niemand zuckt, keine Polizeistreife rückt aus, die uns aus all dem Übel retten kann. Düster, zappenduster schätzt der alte Mann Habakuk unsere Lage ein. „Gott hört nicht! Gott hilft nicht!“ Schon der Prophet Habakuk vor 2.600 Jahren hat diese Erfahrung machen müssen. Alles erscheint dem verwirrten Mann verkehrt. Recht und Rechtsordnungen werden verdreht, bis es den Übeltätern passt. Was und wer nicht passt, wird von den Schurken passend gemacht. Das ist seine leidige Erfahrung. Habakuk beklagt, dass man sich über die

Staatsoberhäupter und Könige lustig macht, dass Würdenträger zum Gelächter werden.

Die Schuldigen klagen die Gerechten an und keiner schreit: Skandal! Die Untersuchungsausschüsse gehen nach hinten los. Die Aufklärung wäre erklärungsbedürftig. Aber schon schreit das nächste Unrecht gen Himmel, und man vergisst glücklich, was ja nicht zu ändern ist. Aufklärung blieb eine Epoche in der Geschichtsschreibung. „Wo bleibt die Hilfe von oben?“, fragt Habakuk. Nun, was, wenn sie kommt? Die göttliche Intervention schlägt im Buch Habakuk zu und setzt dem Unrecht im Land und in der Gesellschaft durch Krieg ein Ende. Wenig erheiternd. Das passt natürlich Habakuk nun auch wieder nicht, denn beim Krieg ist es wie bei der Finanzkrise. Es verlieren fast alle, die meisten jedenfalls. Und irgendjemand, meistens die, die am meisten verloren haben, für die heißt es irgendwann: „Retten, was zu retten und auch was nicht mehr zu retten ist und wiederaufbauen bis zum nächsten Crash.“

Klagen, ja das kann er gut, der Habakuk. Das hat er als Prophet und Seher gelernt. Sein trauriger und wütender Klagepsalm geht in die Geschichte und in den Kanon der Bibel ein. Da macht sich einer Luft, spricht voller Wut an, was jeder sehen kann, aber niemand mehr als Problem erkennt. In fast jugendlichem Zorn kritisiert er etliche Missstände seiner damaligen Gesellschaft. Er sieht sie am Rande der Zerrüttung. Habakuk sieht sich in einem System mit Unrechtscharakter, wo all jene Recht bekommen und den Applaus, die das nötige Kleingeld haben. Der Übeltäter umstellt den Gerechten, und verdrehtes Recht strahlt aus! Alle fangen an, sich Rechtssprüche und Medien zu kaufen. Und keiner findet mehr was dran. Habakuk kritisiert vor rund 2.600 Jahren(!) bereits die grassierende Gefahr von Ausbeutung durch das Aufkommen der Geldwirtschaft. Wenn heute Peter Simonischek, der grandiose Schauspieler, meint, der „Jedermann“ in Salzburg verzücke ihn mit seiner Kritik an den unguten Seiten des Geldwirtschaftssystems und an der Charakterlosigkeit des Neid-Geiz-Nicht-den-Hals-Vollkriegen-Könnens von uns Menschen, wie viel entzückter könnten wir mit Staunen die Parolen des Habakuk aus einer entfernten Vergangenheit lesen? Entzückend und erschreckend aktuell klingen seine Anmerkungen zu den Rissen in seiner Gesellschaft. Habakuk spricht etwa an, dass man den einfachen Mann ständig hinters Licht führe: „Wehe dem, der schadet und täuscht den einfachen Mann, der gierig ist und nicht satt wird.“ (Hab 2,4)

Er beklagt den Spekulationstrieb und die Ausbeutung der Menschen durch das Kreditwesen:

> „Wehe dem, der anhäuft, was ihm nicht gehört! Und der sich belastet mit Pfandgeschäften! Werden nicht plötzlich die sich erheben, die Zinsen von dir wollen, und die erwachen, die dich bedrängen? Und sie werden dich ausplündern!" (Hab 2,6f.)

Er prangert die schreiende Ungerechtigkeit durch Freunderlwirtschaft in der Bauwirtschaft an:

> „Wehe dem, der aus Bosheit Gewinn schlägt für sein Haus, um sein Nest in die Höhe zu setzen." (Hab 2,9)

Und auch damals haben Schurken ihre Opfer betrunken gemacht, quasi K.O.-Tropfen verpasst, um sie zu kompromittieren oder auszurauben:

> „Wehe dem, der seinem Nächsten zu trinken gibt, dabei seinen Zorn beimischt und ihn dann betrunken macht, damit er dessen Scham anschauen kann." (Hab 2,15)

Und Habakuk geißelt die Doppelsinnigkeiten, die alle Tiefsinnigkeiten ablösen. Wo nur noch Anspielungen und Späße gemacht werden, statt klare Worte zu sprechen. Habakuk zeichnet das Bild einer Gesellschaft am Rand des Verfalls. Und er will sich mit dem Unrechtscharakter des Systems nicht arrangieren. „Was soll's, dann ist es halt so! Da kann ma nichts machen!" So spricht kein Prophet. Er ist ein Seher, ein Visionär und sieht eine große drohende Gefahr jenseits der Grenzen, eine Gefahr aufziehen auf der Weltbühne: den Reitersturm der Skythen. Gleichzeitig gibt es zu viele schleichende Gefahren innerhalb des Landes. Es fehlt den Menschen der Sinn für Solidarität, es fehlt die Vertrauensbasis untereinander. Wer würde heute noch die Wohnungstüre unverschlossen lassen, wie ich es in meiner Kindheit noch erlebt habe? Wer steigt ohne beklemmendes Gefühl nachts in ein Taxi, wo einem der Taxler einen Gutenachttrunk anbietet?

Für Habakuk dominiert Raubvogelverhalten: „Jeder schaut auf seinen Vorteil." und das Profitstreben: „Alle wollen das Meiste und das Geilste." Habakuk übertreibt wohl, aber er ist kein Pausenclown. Er will die Menschen aufrütteln, zum Staunen und Nachdenken bringen. Dabei breitet er sein ganzes Leiden am Leben und an dem Mitmenschen aus: seine Worte triefen vor Ungerechtigkeit, Neid, Hass, asoziales

Verhalten allerorts. Er verliert die Contenance, wie ich sie verliere, bei Hundstrümmerln am Kinderspielplatz, bei Sperrmüll am Gang, dass man mit dem Kinderbuggy nicht mehr durchkommt und erst eine Matratze und einen Couchtisch verschieben muss, bei Drogenspritzen auf den Toiletten der Schule, bei Diplomaten ohne Unrechtbewusstsein, die Falschparken und Schnellfahren und die Verkehrsteilnehmer gefährden dürfen, wie sie wollen, bei falschem Schinken und falschem Käse auf meiner Pizzaschnitte, bei Polizisten, die für Kasachstan ermitteln, bei Politikern, die lieber von Spekulatius als von Spekulationen reden, bei der unmenschlichen Umgangsweise mit den Bootsflüchtlingen aus Afrika, die man lieber umkommen lässt, als sich mit ihnen zu beschäftigen, wie es unsere gottgewollte Pflicht als Mitmenschen wäre, bei Zwangsprostitution und Kinderhandel.

Habakuk setzt seine ganze Kraft ein, um gegen das aufzuschreien, was ihn damals irre werden lässt. Aus seiner Klage, seinem Jammern erwächst ihm enorme Kraft, um in der für ihn ungerechten Welt auszuharren. Er hält am Glauben an die Gerechtigkeit fest, auch wenn er merkt, dass das scheinbar an den ungerechten Verhältnissen um ihn herum nichts ändert. Auch im Jammern liegt eine Kraft. Er glaubt an das Gute unter den Menschen, an Gottes Möglichkeiten, uns die Köpfe zurechtzudrehen. Und auch Jesus hatte Zeit seines kurzen Lebens am meisten mit der Hoffnungslosigkeit und dem Kapitulieren vor der Wirklichkeit seiner Jünger zu kämpfen. Petrus und all die anderen konnten auch nicht so leicht an die Veränderung der Welt zum Guten glauben und noch weniger daran, dass sie selbst viel dazu beitragen könnten.

Und die Apostel sagten zum Herrn: Gib uns mehr Glauben! Der Herr aber sprach: Hättet ihr Glauben wie ein Senfkorn, würdet ihr zu diesem Maulbeerbaum sagen: Reiß dich samt den Wurzeln aus und verpflanze dich ins Meer! - und er würde euch gehorchen.

Lukas 17,5f.

Stille! Pause! Kurze Unterbrechung! Auch Habakuk muss nach langem Klagen zwischen Kapitel 2 und 3 seines Buches erst einmal Luft holen. Ein literarischer Kunstgriff – Pause!

Habakuk wurde gestern vor 82 Jahren in Wien geboren. Er hieß mit bürgerlichem Namen Arminio Rothstein, war begnadeter Puppenspieler, Puppenmacher und Drehbuchautor. Die meisten aus meiner Generation sind mit ihm im Fernsehen und bei Aufführungen im Kasperltheater in Berührung gekommen. Zwerg Bumsti, Kasperl und der böse Zauberer Tintifax, Toby und Tobias, Helmi und viele mehr sind seine Kreationen. Arminio Rothstein hat sich als Clown „Habakuk" nicht zufällig dieses Pseudonym des Propheten aus dem Alten Testament gewählt. Denn den Propheten verbindet manches mit dem Clown.

„Habakuk" heißt übersetzt „Duftpflanze" oder auch „Gurke" – ein interessanter antiker orientalischer Spitzname. Beide Habakuks gaben sich ständig fragend, störend, penetrant in ihrer Art und neugierig sowie lärmend. Habakuks konnten ihre Umwelt und ihre Mitmenschen schon manchmal zur Weißglut bringen.

> „In seinen Augen qualmt die Glut der Verzweiflung über die Unveränderlichkeit des Niedrigen, doch er kapituliert nicht."

Das könnte zum Clown und zum Propheten passen, aber Franz Kafka hat es über den Clown Hollywoods, Charlie Chaplin, geschrieben.

Die Habakuks und Chaplins kämpfen gegen die Ungerechtigkeiten ihrer jeweiligen Zeit und Gesellschaft mit allen ihnen zur Verfügung stehenden Mitteln. Lust und Leiden verschmelzen bei ihnen in einer oft traurigen, dann wieder starken und unglaublich kräftigen Gestalt. Sie kapitulieren nie! Weder vor gesellschaftlichen Zwängen, noch vor dem Publikum oder ihren Mitmenschen. Ein Prophet und ein Clown. Beide tun ein wenig naiv und unschuldig, wie Außenseiter stellen sie sich hin und faszinieren, weil sie uns manchmal aus der Seele reden. Sie halten uns mit der Tollpatschigkeit, Ehrlichkeit, Unverfrorenheit und Frechheit – bei Habakuk auch Gott gegenüber – die niemanden bei Kritik ausspart –in Atem und auf Trab. Prophet und Clown leben die Hoffnung gegen alle Hoffnungslosigkeit, und beide fallen aus der Rolle. Sie müssen aus der Rolle fallen, damit sie aus der Falle rollen.

Fallen auch wir hin und wieder aus der Rolle, als Prophet oder Clown, damit wir aus unseren Fallen rollen.

Ein Urlaub mit Folgen

Was will Gott im 4. Gebot? So lautet Frage 103 des Heidelberger Katechismus

Und die Antwort: *Gott will, dass Predigt und Unterricht erhalten werde und ich besonders am Feiertag zur Gemeinde Gottes komme, um das Wort Gottes zu lernen, die Sakramente zu gebrauchen, öffentlich zum Herrn zu beten und Geld für die Armen zu geben. Und dass ich den ewigen Sabbat schon in diesem Leben beginne, dass ich den Herrn durch seinen Geist in mir wirken lasse und alle Tage meines Lebens von meinen bösen Werken ruhe.*

Der ewige Sabbat, ein anhaltender Sonntag bzw. ein ewig andauernder Urlaub. Für manche das Höchste der Gefühle, für andere ein Grauen. Dass auch Jesus quasi Urlaub gemacht hat, und dass sein Urlaub ungeahnte Folgen für sein Leben haben sollte, das lesen wir im Evangelium nach Matthäus 4,1-11.

Nach seiner Taufe durch Johannes den Täufer am Jordan wurde Jesus vom Geist in die Wüste geführt, um vom Teufel versucht zu werden. Vierzig Tage und vierzig Nächte fastete er, danach hungerte ihn. Da trat der Versucher an ihn heran und sagte zu ihm: Wenn du Gottes Sohn bist, dann sag diesen Steinen da, sie sollen zu Brot werden. Er entgegnete: Es steht geschrieben: Nicht vom Brot allein lebt der Mensch, sondern von jedem Wort, das aus Gottes Mund kommt. Dann nahm ihn der Teufel mit in die heilige Stadt, und er stellte ihn auf die Zinne des Tempels. Und er sagte zu ihm: Wenn du Gottes Sohn bist, dann stürze dich hinab.

Denn es steht geschrieben: Seine Engel ruft er für dich herbei, und sie werden dich auf Händen tragen, damit dein Fuss nicht an einen Stein stosse. Da sagte Jesus zu ihm: Wiederum steht geschrieben: Du sollst den Herrn, deinen Gott, nicht versuchen. Wieder nimmt ihn der Teufel mit auf einen sehr hohen Berg und zeigt ihm alle Königreiche der Welt und ihre Pracht. Und er sagt zu ihm: Dies alles werde ich dir geben, wenn du dich niederwirfst und mich anbetest. Da sagt Jesus zu ihm: Fort mit dir, Satan. Denn es steht geschrieben: Zum Herrn, deinem Gott, sollst du beten und ihm allein dienen. Da lässt der Teufel von ihm ab. Und es kamen Engel und dienten ihm.

Matthäus 4,1-11

Drei Urlaubsdestinationen

Ein 40-tägiger Trip in der Wüste, eine Städtereise nach Jerusalem und eine steile Bergwanderung haben ihn total verändert. Jesus hatte sich von Johannes dem Täufer am Fluss Jordan taufen lassen. Und er konnte danach nicht einfach so in sein früheres Leben zurück. Es zieht ihn in die Einsamkeit und Kargheit der Wüste. Da will Jesus neue Kraft schöpfen, Klarheit in seinem Kopf finden, Gottes Stimme lauschen und seine ureigenste Bestimmung suchen. Wenn es Jesus zu viel wird, da lesen wir, dann steigt er auf einen Berg, geht leise in die Wüste oder sucht sich einen lauschigen Garten oder ein ruhiges Plätzchen. Dass sein Trip durch die Wüste, die angeschlossene Städtereise mit Bergbesteigung sein Leben völlig verändert, hätten sich so Jesus und noch viel weniger wohl seine Eltern und seine Familie vorstellen können.

Jesus macht Urlaub. Ob es nun wirklich ein Urlaub war? Das Wort stammt aus dem Althochdeutschen und wird seit dem 8. Jahrhundert gebraucht. „Urloub“ stand in der Aristokratie für die „Erlaubnis“, sich entfernen zu dürfen. Ritter zogen gewissermaßen auf Abenteuerurlaub. In Schlachten und Kämpfen suchten sie den Sieg über ihre ärgsten Widersacher. Heute macht man Urlaub, wenn man mit Genehmigung vom Arbeitsplatz fernbleibt, um anderes zu tun oder eben nichts zu tun. Jesus war bestimmt kein Arbeitsloser. Eher anzunehmen ist, dass er in dem Werksbetrieb seines Vaters mitgearbeitet hat. So hatte er sich einen „Urlaub“, eine Auszeit von seinem erlernten Beruf und seinem Arbeitsplatz genehmigt und war zu Johannes gepilgert. Seine Eltern, Geschwister, Onkel, Tanten, Neffen und Nichten und man möchte es ja gar nicht denken, seine Freundin hat er daheim gelassen. Für Jesus wurde es ein Single-Urlaub mit Folgen. Jesus war wohl Ende zwanzig, als es ihn zuerst in die Wüste zu Johannes zur Taufe zog und danach in die 40 Tage dauernde Abgeschiedenheit. Völlig verändert kehrt er dann von seinem Trip durch die Wüste, die Städtereise und seine Bergwanderung zurück in sein Dorf. „Ich habe nachgedacht und einige seltsame Dinge erlebt. Das werdet ihr mir nicht glauben. Ich kann so nicht weiterleben.“ Und Jesus packt seine Sachen und zieht nach seiner Auszeit von Nazareth nach Kafarnaum. In ihm ist eine merkbare Veränderung geschehen. Plötzlich fängt er genau wie Johannes zu predigen an: „Kehrt um! Denn nahe gekommen ist das Himmelreich!“ Erst von da an sucht er sich seine Jünger und reist predigend und heilend durch Galiläa und wird immer populärer. In der

Einsamkeit und Stille der Wüste, in dieser 40tägigen Kargheit, gewinnt Jesus eine Klarheit, die er an seinem Arbeitsplatz in Nazareth nie gehabt hätte. Der Urlaub und Abstand von seiner Familie und seiner Beschäftigung waren notwendig, damit er überhaupt beginnen konnte, nach Antworten – ja noch vielmehr nach den richtigen Fragen - zu suchen. Was soll ich mit meinem Leben anfangen? Noch zwanzig, dreißig Jahre in der Werkstatt hakeln, eine Frau, sechs Kinder, 10 Enkelkinder, jeden Sabbat zum Gebetstreffen mit den anderen Leichtgläubigen, einmal im Jahr nach Jerusalem zu den Priestern, die aufgeblasen sind mit Arroganz und Machtgier. Das soll mein Leben gewesen sein? Nein!" Sprach es und zog aus seiner Heimatstadt Nazareth fort.

Jeder braucht mal ein bisschen Wüste. Das sagt der kleine Prinz bei Antoine de Saint-Exupéry. In der Wüste findet jeder was, und wenn man Glück hat, findet man ein Stück von sich selbst. Oder man erlebt wie das Volk Israel bei seiner 40jährigen orientierungslosen Reise in der Wüste eine Läuterung. Für Israel war die Wüstenzeit eine göttliche Erziehungsmaßnahme zur Klärung ihres Beziehungsverhältnisses zu Gott. Wüste war immer auch ein gutes Pflaster, um mit Gott in Kontakt zu kommen. Die Hitze des Tages, die Kühle der Nacht und die Stille und Weite machen die Wüste zu einem Reiseziel voller Naturerleben und ermöglichen ein intensives Eintauchen in eine völlig andere Welt. Wüstengebiete und Berge sind Rückzugsmöglichkeiten ohne Störpotential. Die einzige Ablenkung verursachen die Dinge, die wir mit uns mitschleppen – iPods, Videokameras, Laptops. Wüsten und Gebirgsaufenthalte bieten Zeit zum Nachdenken. Zeit zum Schweigen, aber auch Zeit zum Schreien und zum Nichtdenken. Jesus entdeckt nach langem Fasten und langer Stille einen entzückenden Moment der völligen Klarheit.

Und schon kommt der lästige Teufel wieder mit den Alltagsgeschäften: „Mach doch Brot aus den Steinen!" „Stürz dich doch runter!" „Herrsche über alle Länder dieser Erde." Sollte Jesus lieber ein Wunderheiler, ein fliegender Superman oder Herrscher über alle Welt sein? Vielleicht sind diese drei Möglichkeiten in den Gedanken von Jesus herumgespukt. Jetzt findet er in der Wüste, beim Bergsteigen und bei der Städtereise nach Jerusalem für sich Klarheit. Beim Tischlern, Sägen, Hämmern wäre ihm das wohl nicht so schnell gekommen.

Jeder braucht mal ein bisschen Urlaub. Macht man eigentlich Urlaub, um vor dem Alltag zu entfliehen? Wer sich im Job aufreibt, mit wenig Lust und keiner

Leidenschaft im Beruf herumwerkelt, ohne rechte Freude oder Zielsetzung, dem kann Urlaub wirklich diese einzig ersehnte Zeit zum Aus- und Abschalten im Jahr sein. Häufig bedeutet Urlaub: Leben im Provisorischen, mit dem Notwendigsten auskommen müssen. Mitgenommen wird nur, was man wirklich brauchen könnte.

Im Urlaub könnte ich einen Gang runterschalten. Oder zwei oder drei Gänge. Das kann Urlaub zu einer echten heilsamen Auszeit werden lassen, zum wahren Sabbaterleben. Gott verordnet uns Auszeiten für unser Leben im vierten Gebot. Um neu zu entdecken, wieder zu entdecken, was Genuss im Leben ist, was Verzicht sein kann und dass beides keine Gegensätze sind. Hier kann Urlaub auf die Sprünge helfen. Der Sabbat, die Sonntage sind Kurzurlaube. Meine Mitmenschen, meine Frau, meine Tochter, meine Eltern, Freunde aufmerksamer wahrnehmen, einander besuchen, auch ein wenig treiben lassen, weniger Erwartungen an andere stellen und an mich selber haben. Wir Protestanten müssen sonntags auch nicht in die Kirche gehen, wie in früheren Jahrhunderten verordnet. Nein, es ist keine Pflicht bei uns Evangelischen. Aber der Sonntagsbesuch in der Kirche ist ein Ritual, dass der Seele und dem Kopf Nahrung geben soll. Sich auch am Sonntag abzuhetzen ist keine Sünde, aber dumm. Denn in der Hektik überhören wir vieles, da überhöre ich auch Gott und überhöre mehr noch meine eigenen Bedürfnisse. Stress deckt vieles zu, dass mir dann erst in der Ruhe bewusst wird. Trauern nach schweren Verlusten, überschwängliche Freuden bei Taufen und Trauungen – das geschieht am besten, wenn man frei hat, den Kopf frei hat, auch Tage oder Wochen danach.

Urlaub ist eben nicht nur auf der faulenden Haut liegen – das auch – Urlaub ist oft enorme Anspannung, tiefes In-Sich-Gehen. Wer schon Bildungs-, Pflege-, Mutterschafts- oder Vaterschaftsurlaube genommen hat, weiß wie anstrengend und aufreibend solche Urlaubsphasen sein können. Im Urlaub finden wir nicht unbedingt ein besseres, aber bestimmt ein anders Leben. Glücklich, selig dann all jene, die gemäß dem Bild vom ewigen Sabbat sagen können: „Ich arbeite doch nicht, ich vergnüge mich unter der Woche 8 bis 14 Stunden täglich." Ich kümmere mich um andere, nehme mir Zeit für tägliche Handgriffe, bei mir kommen die Menschen zuerst. Das ist und bleibt doch das Wichtigste. Seien wir Herren und Frauen über unsere freie Zeit – frei um nachzudenken und auf neue Ideen zu kommen und um unsere Freiheit auch außerhalb der Freizeit wieder zu entdecken. Und im Urlaub lässt es sich ganz besonders gut auf Gottes Stimme hören.

Was steht ihr da und glotzt?

Seinen Aposteln hat Jesus nach seinem Leiden auf vielfache Weise bewiesen, dass er lebt: Während vierzig Tagen hat er sich ihnen immer wieder gezeigt und vom Reich Gottes gesprochen. Und beim gemeinsamen Mahl hat er ihnen geboten, nicht von Jerusalem wegzugehen, sondern zu warten auf die verheißene Gabe des Vaters, die ich - so sagte er - euch in Aussicht gestellt habe. Ihr werdet aber Kraft empfangen, wenn der heilige Geist über euch kommt, und ihr werdet meine Zeugen sein, in Jerusalem, in ganz Judäa, in Samaria und bis an die Enden der Erde. Als Jesus dies gesagt hatte, wurde er vor ihren Augen emporgehoben, und eine Wolke nahm ihn auf und entzog ihn ihren Blicken. Und während sie ihm unverwandt nachschauten, wie er in den Himmel auffuhr, da standen auf einmal zwei Männer in weißen Kleidern bei ihnen, die sagten:

„Ihr Leute aus Galiläa, was steht ihr da und schaut hinauf zum Himmel? Dieser Jesus, der von euch weg in den Himmel aufgenommen wurde, wird auf dieselbe Weise wiederkommen, wie ihr ihn in den Himmel habt auffahren sehen."

Apostelgeschichte 1, 3-4.8-11

„Fahr doch zum Himmel!"

Haben Sie das schon einmal zu einem lieben Mitmenschen gesagt? „Fahr doch zum Himmel!" Als Pendant zum Spruch „Fahren Sie zur Hölle!" hört sich das doch richtig nett an. In Anlehnung an diese eine fantastische Szene von Jesus mit seinen Jüngern würde „Fahren Sie zum Himmel!" viel von einer christlichen Hoffnung ausdrücken. Erstens zeigt es eindeutig, dass meine Vorstellungswelt durchaus noch Platz für einen „Himmel" hat. Zweitens wäre diese Wendung „Fahren Sie zum Himmel!" Beleg dafür, dass ich wohl daran glaube, dass es überhaupt einen Weg in den Himmel gibt.

Aber seien wir ehrlich. Ein scharfes Wort wie „Fahr zur Hölle!" kommt einem schneller über die Lippen. Oder zumindest wird man leicht verführt, das eher zu denken. So wie manche geneigt sind, miteinander umzugehen, verstärkt sich das Gefühl: „We`re on the highway to hell." Wir sind auf der Schnellstraße in eine „Hölle", die wir uns selbst asphaltieren. Man blickt ja täglich von einem Abgrund in den nächsten. Da wird der Blick geradezu hineingezogen, dass man bei so viel Tiefe schwindlig wird und droht, abzustürzen. Es ist wirklich wichtig, was ich ins Auge fasse. Menschliches Leid und all die Hoppalas ziehen den Blick halt einfach irgendwie magisch an. Da starrt man und kann den Blick fast gar nicht mehr abwenden. Gerade auf Schnellstraßen und Autobahnen, wie sie sicher wissen, geschehen die meisten Unfälle, weil Autofahrer anderen Unfällen nachschauen. Wenn sich der ganze Blick auf eine Unfallstelle richtet, dort wo Autowracks rauchen und Polizei, Rettung und Feuerwehr im Großeinsatz Menschenleben zu retten versuchen, gibt es den natürlichen Drang: Hinschauen. Und wer als Fahrer glotzt, fährt auf, weil der davor und der dahinter auch glotzen müssen. Das macht sich der moderne Aufdeckungsjournalismus ja gekonnt zur Aufgabe. Crime sells. Sex sells. Crime and Sex sells noch more. Wir werden geradezu überschwemmt mit Nachrichten aus der gruseligen Schmuddelecke menschlicher Abgründe. Die gierige Bestie Mensch wird in allen Ecken und Enden der Welt aufgestöbert und erbarmungslos ans Licht gezerrt. Und egal ob ich Opfer oder Täter bin, alle werden gnadenlos mit Mikrofon und Kamera verfolgt. Jetzt buddeln sich Reporter schon in Tarnanzügen auf dem Gelände eines Krankenhauses ein, nur um die ersten Opferfotos zu schießen. Der Wahnsinn kennt keine Grenzen mehr. Hat er nie gekannt. Wie der Journalismus.

Gestern war der weltweite Tag der Pressefreiheit. Und die Presse ist, vielleicht nicht in China, aber andernorts grenzenlos in vielerlei Hinsicht. Die Grenzen des guten Geschmacks sind längst passé. Und die Grenze der Intimsphäre ist auch längst überwunden. Scham, das sollen gefälligst die anderen haben. Und die haben immer was zu verbergen. Ganz sicher. Denn alles ist von öffentlichem Interesse, wenn es sich verkauft. Wir haben wohl ein Recht auf Information. Aber hab ich auch die Pflicht, mir das anzuschauen? Wo finde ich einen gediegenen und dem Respekt und der Achtung der Menschenwürde verpflichteten Journalismus? Ich weiß es nicht, ehrlich gesagt. Ich hatte die letzte Woche kaum Zeit, die Zeitung zu lesen und kenne trotzdem fast alle schaurig-reißerischen Titel, die man für das Kriminaldrama in Amstetten in den österreichischen Gazetten gefunden hat. Irgendwie hab ich eine Menge an hobbypsychologischen Erklärungsversuchen aufgeschnappt. Und jede Menge an vermeintlichen Beleidigungen und Verallgemeinerungen, die man uns als „desolatem Bergland“ unterstellt, haben sich bei mir auch noch festgesetzt. Den Spott, die Häme und die Hetze der ausländischen Presse und die lächerliche

Abwehrreaktion österreichischer Politgranden musste ich noch dazu unfreiwillig aufnehmen. Da stellt sich ein Politiker hin, winkt und meint allen Ernstes: „Wir lassen uns diese Generalverurteilung unseres Landes nicht gefallen!"

Das erinnert mich sehr an islamistische Trotzreaktionen wie beim Karikaturenstreit. „Wir lassen uns das nicht gefallen!" Schon wurde aus einem Ö wieder einmal ein O gemacht. Österreich steht 70 Jahre danach, im Jahre 2008 schon wieder davor, in die gut bekannte Opferrolle zu fallen. Aber genug von diesem Blick in die aktuellen menschlichen Abgründe. Lassen wir uns nicht fallen. „Schauen wir nach oben. Was sehen wir da?"

Richten wir lieber einmal mit den Jüngern Jesu gemeinsam den Blick zum Himmel, hin zu Christi Himmelfahrt. Auch nicht unbedingt ein leichtes und gefahrloses Unterfangen, muss ich zugeben. Selbst der „Himmel" steht nicht mehr eindeutig für das Gute und Göttliche. Zuviel Unerfreuliches und Abschätziges hat man dem „Himmel" da angedichtet. Frag ich heute ein Kind: „Schau mal da nach oben in den Himmel. Was siehst du?", dann kann es leicht passieren, dass der Junge nüchtern antwortet: „Also im Himmel sehe ich Ozonlöcher wie in einem Schweizer Käse. Ich weiß, da gibt es die Feinstaubbelastung, unzählige Killerkometen, die durchs Weltall rasen und tausende Tonnen Raumfahrtschrott der NASA und der Russen, der uns irgendwann auf den Kopf fallen wird. Und Galileo meint, die Chancen dafür stehen besser als beim Euromillionenlotto. Sind sie nun zufrieden, Herr Lehrer?"

Mit Hiob möchte ich hier sagen: „Merkt ihr nicht, dass Verzweiflung aus mir spricht?" Selbst wenn wir in den Himmel starren, tun wir das häufig wohl, weil wir uns so wie Hiob fragen: Warum gibt Gott mir nicht, was ich erbitte? Und warum tut er nicht, worauf ich warte? Woher nehm ich die Kraft, noch auszuhalten? Wie kann ich leben ohne jede Hoffnung? „Tut Gott noch was?" Wir warten, dass Gott eingreift, die Schurkereien dieser Erde zum Teufel schickt, so dass sich das Gute über die ganze Welt ausbreiten mag. Auch die Jünger von Jesus haben nach seinem Sterben am Kreuz, nach seinem Begräbnis und nach seiner Auferstehung, sich nun gefragt: „Und was kommt jetzt?" Sie haben Jesus gefragt: „Was passiert mit uns, wenn du unsere Welt wieder verlässt und dich zur Rechten deines Vaters setzt?" Nichts war so notwendig, als sie aus ihrer Trauer und ihrer Orientierungslosigkeit herauszureißen. Sie hatten es sich in ihrer Trauer bequem gemacht, in ihrer Opferrolle, in dem Gefühl: Jetzt ist alles aus. Was hat da noch Sinn? Und in der Erzählung der

Apostelgeschichte heißt es: „Und Jesus wurde vor ihren Augen emporgehoben, und eine Wolke nahm ihn auf und entzog ihn ihren Blicken. Und während sie ihm unverwandt nachschauten, wie er in den Himmel auffuhr, da standen auf einmal zwei Männer in weißen Kleidern bei ihnen." Im griechischen Text heißt es: Er wird „emporgezogen", gerade so wie man eine Siegesfahne hisst. Gerade in der Art, wie man ein Segel bei einem Schiff hisst und aufzieht. So will Jesus hier zu einem Antrieb für seine Jünger, zu ihrem Segel, werden. Die Zurückgebliebenen schauen ihm sehnsuchtsvoll nach. Sie können sich kaum losreißen und müssen realisieren, dass er nun endgültig diese Welt verlassen hat. Sind sie jetzt wirklich ganz auf sich allein gestellt? Davor hat Jesus ihnen einen wundervollen Zuspruch mit auf den weiteren Lebensweg gegeben: „Ihr werdet aber Kraft empfangen, wenn der heilige Geist über euch kommt, und ihr werdet meine Zeugen sein, in Jerusalem, in ganz Judäa, in Samaria und bis an die Enden der Erde." Noch immer können sich die Jünger nicht losreißen. Da müssen schon zwei Männer in Weiß auftreten und sie ein wenig stoßen: „Ihr Leute aus Galiläa, was steht ihr da und schaut hinauf zum Himmel?"

Was steht ihr da und glotzt? Ihr sollt nicht untätig sein, wie jene, denen es an Hoffnung fehlt. Ihr sollt nicht einfach abwarten, was noch kommt, euch nicht in haltlosen Spekulierungen über all das Geschehene verlieren. Reißt euch los, sonst bekommt ihr einen steifen Hals und einen starren Blick. Wenn man sich vieles in der Welt anschaut, mag sich der Blick durchaus verfinstern. Da werde ich selbst schon mal aggressiv und wütend. Da hab ich schon meine Zweifel, ob jetzt mit Christus wirklich das „wunderbare Reich Gottes" angebrochen ist. Dafür habe ich aber eigentlich keine Zeit, hier zu spekulieren. Es gibt einen Auftrag. Was uns Jesus aus der Vergangenheit zuruft: „Werdet zu meinen Zeugen!", gilt hier und heute. Da reicht es nicht aus, die Hände zu falten und den Blick nach oben zu richten und Forderungen zu stellen, wie es schon Hiob andeutet. Warum gibt Gott mir nicht, was ich erbitte? Und warum tut er nicht, worauf ich warte? Woher nehm ich die Kraft, noch auszuhalten? Wie kann ich leben ohne jede Hoffnung? Es gibt immer eine großartige Hoffnung.

Ein aktuelles Beispiel sei der Kampf gegen den Hunger, gegen die dahinter wirksamen verbrecherischen Mechanismen und Interessen. Auch hier ist es eine Frage der Perspektive. Die Chancen für eine Beseitigung dieser grausamen Geißel der Menschheit haben noch nie so gut gestanden. Es kommt nur darauf an, wie ich es betrachte. Ich kann mir die Ausschreitungen und Proteste anschauen, bei denen Menschen mit dem Schlachtruf rausgehen: „Wir töten für unser Brot!“. Erklärbar sind sie durch die rasant gestiegenen Lebensmittelpreise, die schon Angst machen. Insgesamt sind die Preise für Nahrung seit 3 Jahren um 80 % gestiegen und der Preis von Weizen und Reis ist um mehr als 180 % in die Höhe geschnellt. Aber wir lesen auch überall, dass es sich hier um ein Verteilungsproblem und ein Problem des Anbaus handelt. Das kann man eben besser organisieren, und man ist anscheinend eifrig dabei. Heute ist es auch keine Frage mehr, wie noch vor einigen Jahren heftig umstritten war, ob Hunger nun Schicksal ist. Es ist eine Frage unseres guten Willens und des guten Willens großer einflussreicher Staaten und Gesellschaften. Und ich kann glauben, dass die Armut und den Hunger zu bekämpfen, weltweit und durch alle Schichten hindurch als hehres und erstrebenswertes Ziel gilt. Auch über unsere eigenen Möglichkeiten dabei waren wir noch nie so gut aufgeklärt wie heute.

Wenn ich es mir aussuchen kann, dann glaub ich lieber daran, dass wir auch einst zum Himmel fahren werden. Das wird uns zwar von Jesus nicht so dezidiert ausgerichtet, aber eine tolle Erfahrung wäre das schon. Eine Himmelfahrt ist mir allemal lieber als ein Höllentrip. Davon hab ich auf Erden schon genug. Im doppelten Sinne des Wortes. Wenn wir zum Himmel schauen, wäre es schön, wenn wir in Zukunft nicht nur an Weltraumschrott, an Killerasteroiden und Löcher im schützenden Mantel der Erde denken. Ein Blick zum Himmel, so immer wieder mal zwischendurch, der soll uns davor bewahren, in einen haltlosen Abgrund zu stürzen. So wie es uns die Engel ausrichten, sollen wir nicht nur herumstehen und glotzen, sondern etwas hoffen, glauben und tun.

Was aus dem Kind einmal werden soll?!

Und als Jesus sich mit seinen Jüngern Jerusalem näherte und nach Betfage an den Ölberg kam, da sandte Jesus zwei Jünger aus und sagte zu ihnen: „Geht in das Dorf, das vor euch liegt, und gleich werdet ihr eine Eselin angebunden finden und ein Füllen bei ihr. Bindet sie los und bringt sie zu mir! Und wenn jemand euch Fragen stellt, so sagt: Der Herr braucht sie, er wird sie aber gleich zurückschicken."

Das ist geschehen, damit in Erfüllung gehe, was durch den Propheten gesagt ist: Sagt der Tochter Zion: Siehe, dein König kommt zu dir, sanft, und auf einem Esel reitend, auf einem Füllen, dem Jungen eines Lasttiers.

Die Jünger gingen und taten, was Jesus ihnen befohlen hatte, brachten die Eselin und das Füllen und legten ihre Kleider auf sie, und er setzte sich darauf. Eine riesige Menschenmenge hatte auf dem Weg ihre Kleider ausgebreitet, einige schnitten Zweige von den Bäumen und breiteten sie auf dem Weg aus. Und die Scharen, die ihm vorausgingen und die ihm folgten, schrien: „Hosanna dem Sohn Davids! Gepriesen sei, der da kommt im Namen des Herrn, Hosanna in der Höhe!

Matthäus 21, 1-9

„Was aus dem Kind einmal werden soll?!"

Das werden sich Josef und Maria vor rund 2011 Jahren zu dieser Zeit wohl auch gedacht haben. Maria war hoch schwanger, vermutlich in der 34. bis 38. Woche, und sie waren – so steht geschrieben – bald auch noch unterwegs in die Heimatstadt der Familie, nach Bethlehem. Es war bestimmt eine stressige Zeit für die Eltern, rund 25 Tage vor der Geburt des ersten Kindes. Packen und alles fertig machen – nicht für die Entbindungsstation, sondern für den beschwerlichen Ritt gen Süden, wegen der verordneten Zählung des Volkes. Wieder so eine Schikane der römischen Besatzer. „Was aus ihrem kleinen Sohnemann einmal werden soll?"

Das fragen sich alle Eltern. Wer hätte damals ahnen können, dass er einmal umjubelt mit seinen Anhängerscharen in Jerusalem einziehen wird? Daran geglaubt hat wohl nur Gott. Als 33-jähriger kommt Jesus bei den Menschen in Jerusalem an. Und sie rufen ihm zu: „Hosanna – Hilf doch, Herr!" Es ist ein Hilfeschrei. Die Menschen am

Straßenrand feiern nicht, dass es ihnen so gut geht und sie jetzt auch noch religiöse Nahrung bekommen. Sie feiern nicht ihre Sattheit und ihren Wohlstand. Sie denken nicht voller Vorfreude daran, dass sie ihren Liebsten eine Menge Geschenke kaufen werden können. Sie feiern nicht das Ende ihrer Armut. Die Armut und die Angst vor dem nächsten Tag haben die Menschen der damaligen Zeit in Judäa fest im Griff. Niemand konnte sicher sein, dass nicht ein Bürgerkrieg, eine Revolte, Terror, Hungersnot, Dürre, Seuche oder Katastrophen ausbrechen. Das Land ist ausgehungert. Die Ungerechtigkeit und die Finanzspekulanten haben auch damals schon Hochsaison. Die Menschen leben in großem Mangel. Rein materiell, aber auch spirituell. Die religiösen Angebote boomen und finden hingerissene Anhängerscharen – aber es fehlt echte Orientierung. Religion ist vor allem eines: ein Geschäft und es geht darum, wer sich besser vermarkten und verkaufen, prostituieren kann.

Damit sei nun aber Schluss. Denn er ist endlich da: der Heiland, der Messias, von dem die Propheten immer schon so wundervoll geschrieben und gepredigt haben. Er macht dem irren Treiben wohl ein Ende. Er bringt Klarheit und Wahrheit ins Leben jedes einzelnen Menschen. In unserer Predigtgeschichte kommt Gott leibhaftig, in Person von Jesus, bei den Menschen an. Sie können ihn alle sehen, ihn versuchen zu berühren. Sie jubeln ihm mit den Palmwedeln zu. Auf ihn werfen sie ihre Hoffnungen, ihre Erwartungen, ihre Wünsche und Visionen. Er belebt sie mit neuem Geist, auch Kampfgeist. Er ist einer von ihnen. Ganz einfach und bescheiden. Nicht hoch zu Ross, sondern vielmehr prunklos, armselig, anspruchslos auf einem Esel. Anspruchsvoll sind nur seine Forderungen, aber nicht sein Lebensstil.

Seid niemand irgendetwas schuldig, als nur einander zu lieben! Denn wer den anderen liebt, hat das Gesetz erfüllt.

»Du sollst deinen Nächsten lieben wie dich selbst.«

Die Liebe tut dem Nächsten nichts Böses. Die Erfüllung des Gesetzes ist also die Liebe. Das klingt schön – fast zu schön, um wahr zu sein. Aber wir dürfen das glauben, weil es nicht einfach so dahingesagt ist. Es ist kein leichter Weg zu einem besseren und heilvolleren Leben. Zu lieben, zu vergeben, zu verzeihen – das ist Schwerarbeit, Sisyphusarbeit. Mit der ist man nie zu Ende. Man will ja die Gesetze erfüllen, aber es gibt so viele davon – über 600. Und nun die simple Zusammenfassung: „Wer den anderen liebt, hat das Gesetz erfüllt."

Die meisten derer, die bei diesem umjubelten Einzug mitten in der Menge gewesen sind, und die seine Botschaft kennen, von diesem Propheten aus Nazareth, diesem Spross Davids, haben wohl vermutet: Da ist noch viel umdenken und Umkehr nötig. Aber es klingt gut. Es hört sich wahrhaftig an. Schwierig, fast unmöglich, aber dabei doch ein Ziel, ein Weg. Ich werde es vielleicht nicht erleben, das Ende der Not und das Ende vom täglichen Kampf ums Brot. Ich werde sie nicht mehr erleben, die verheißene Friedenszeit, die mal länger dauert als ein paar Monate. Der Messias zieht in Jerusalem ein, und wenige Jahre später wird die Stadt zerstört und 2.000 Jahre später wird sie noch immer heiß umkämpft sein. Ich werde das Ende aller Angst wohl kaum mehr kennen lernen: Dass man nicht ständig Angst haben muss, dass wahnsinnige Terroristen wegen ihrer politischen und religiösen abstrusen Vorstellungen Menschen töten. In die Herbergen ahnungsloser Familien eindringen und zielsicher alle töten. Ich werde es nicht mehr erleben, das Ende allen Hasses, aller Fremdenfeindlichkeit. Die Älteren unter den Jubelnden wussten: Ich werde es nicht erleben. Aber mein Sohn, ja der soll es mal besser haben. Meine Tochter, ja, die soll mal ohne Angst einschlafen.

Die Kleinen sollen es mal besser haben. So werden Josef und Maria für ihren kleinen ungeborenen Sohn vor Gott auch gebetet haben. Hoffentlich wird er gesund geboren. Hoffentlich bleibt die Mutter bei der Geburt am Leben. Hoffentlich werden die Zeiten wieder einmal besser. Denn die Zeiten waren hart: Politisch war man von fremden Mächten besetzt, und der eigenen Verwaltung konnte man noch weniger trauen. Religiöse und politisch agierende Parteien spielten ihre Machtkämpfe auf offener Straße aus. Es geht nicht um die Sache, sondern nur um Macht und den Aufbau von noch mehr Macht. Noch mehr Ämter, Machtpositionen und Einfluss. Rücksicht auf zivile Opfer hat man ja nie wirklich genommen. Auch wirtschaftlich war es für die Familien sehr schwer. Gerade auch für einen Familienbetrieb, wie die Werkstatt des Josef in Nazareth. Das Holz, das zur Verarbeitung in der Zimmermannswerkstatt des Josef angeliefert wurde, war wohl extrem teuer oder von minderer Qualität. Denn das beste Material war schon längst als Kiel und Heck, als Bug und Mast oder als Ruderblätter der Kriegsschiffe verbaut worden. Es waren wirtschaftlich magere, politisch unsichere und religiös verwirrende Zeiten. Da konnten der kleine Mann und die kleine Frau nur versuchen, am Leben zu bleiben und nicht unter die Räder zu kommen.

Heute leiden werdende Eltern wohl mehr unter dem prognostizierten Klimawandel, der besorgniserregenden Schadstoffbelastung in der Umwelt. Und über die Sicherung der Pensionen hat man sich damals auch nicht viel Sorgen gemacht. Nur der Gedanke war immer schon bei den Eltern vorhanden: Der Kleine soll es mal besser haben als wir. Und der Vater Josef träumt ja womöglich noch vor der Geburt des Kleinen, von seinem glorreichen Einzug in der Hauptstadt. Sein Sohn Jesus, ein starker, ein - na ja meinetwegen auch gescheiter aber vor allem - integrer Kerl. Ein Mannsbild mit wachem Blick, mit festen Händen, einem ehrlichen Händedruck und der Liebe zum holzverarbeitenden Gewerbe ... man wird ja noch träumen dürfen. Jesus, mein Sohn, der mit beiden Beinen sicher auf der Erde steht, kein Fanatiker, der sich wie ein Zelot wegen allem ereifert, für den kein Menschenleben zählt. Kein Spiritueller, so wie die Täufer oder wie die Essener, die das Leben hier und jetzt so wenig lieben können und sich ständig nur strengere Lebensregeln auferlegen und aufs Jenseits oder die Endzeit warten. Beides nicht besonders verführerisch. Auch kein selbstherrlicher Pharisäer oder gar mieselsüchtiger Sadduzäer soll der kleine mal werden. Bitte, Gott, lass Jesus ein ganz normales Kind sein, der lernt, ein normales Leben zu leben und das auch zu lieben und zu genießen und für alles dankbar zu sein. Diese fiktive Wunschliste des Josef für seinen Sohn, wir wissen es, hat sich in Nichts aufgelöst.

Jesus wurde fanatisch, in Sachen Gerechtigkeit, Bekämpfung von Not und Unrecht. Sein Fanatismus in Sachen Hilfsbereitschaft und Opferbereitschaft, Ehrlichkeit und Offenheit könnten ihn auch den Kopf gekostet haben. Und sie wären heute durchaus wieder gefragt. Jesus wurde auch mehr als spirituell, wie nie jemand vor oder nach ihm, es gewesen ist. Seine Botschaft und Spiritualität inspiriert seine Jüngerinnen und Jünger, dass sie sich als Salz der Erde und ihn als das Licht der Welt verstehen. Selbstherrlichkeit hat er wohl nicht propagiert, aber, wer, wenn nicht er, hätte allen Grund zur Selbstherrlichkeit gehabt. Nur er.

Die Träume und Wünsche der Maria sind als Mutter vielleicht ein wenig anders gefärbt. Gesund soll er sein. Ein fescher Mann, kräftig und mit langen schönen Haaren. Seine Stimme kann ruhig ein wenig dunkel, aber vor allem sinnlich sein. Denn er soll einmal ein nettes Mäderl kennen lernen und – gut, nicht zu früh – aber doch bestimmt einmal heiraten und eine Familie gründen. Wenn er den Betrieb vom Vater übernimmt, hätte er auch noch eine einigermaßen sichere Zukunft. Dass sich

Eltern um ihre Kinder sorgen und mitunter früh vorsorgen wollen, hat sich ja heute sogar schon so weit entwickelt, dass ich sozusagen noch vor der Geburt bereits für die Zukunft meines ungeborenen Kindes vorsorgen kann. Den Termin mit der Bank hätte ich vor dem Geburtstermin wahrnehmen können. Im ersten Lebensmonat schon an die Pensionsvorsorge des Kindes zu denken … also bitte. Wunschträume der Eltern für ihr Kind sind das eine. Alpträume über die Gefahren und mögliche Unfälle, Krankheiten, Katastrophen sind die Kehrseite des Elternwerdens. Niemand wünscht seinem Kind als Vater oder Mutter das Schicksal, das Jesus durchzumachen hat.

Jesus hatte gute Zeiten und schlechte Zeiten. Bessere Tage, an denen sie ihn umjubelten, wie bei dem Einritt in Jerusalem, an denen er heilt und Menschen große Freude mit seinen Reden bereitet. Jesus erlebte herrliche Zeiten, wo er umringt war von Menschen, die ihn liebten, ihn respektierten und gespannt waren, ihm einige Zeit nahe zu sein. In Häusern von Freunden, wie das der Maria und Martha, bei Lazarus, bei Zachäus, im Kreis seiner engen Vertrauten, da konnte er sich ausruhen und neue Kraft schöpfen. Aber Jesus erlebte eben auch die schlimmsten Zeiten, die Menschen erleiden. Stunden der Einsamkeit, weil ihn niemand verstehen wollte. Tage des Zweifels, weil ihm alles sinnlos und aussichtslos erschien.

Der Rabbi reitet in Jerusalem ein. Der Lehrer und Meister, Messias und Heiland, Gottes Sohn selbst kommt nach Zion, nach Jerusalem. Bescheiden in aller Macht ist sein Auftreten. Er ist einer von uns. Er kommt aus einfachen Verhältnissen, ist kein Herrschersohn, der sich in Sophistereien und Philosophieren verliert. Verzichtet auf Prunk und selbstverliebte Gesten. Jesus hat Charisma, er hat Kraft und ist energisch, dabei noch gut gebräunt, und das heißt, er ist ständig unterwegs, versteckt sich nicht feige in Höhlen. Er steht zu seiner Botschaft, furchtlos, voller Mut sagt er sie jedem, der sie hören will. „Wer den anderen liebt, hat das Gesetz erfüllt.“ Seine Worte haben Sprengkraft. Das hätten sich seine Eltern nie gedacht, aber so liegen die Vermutungen über die Entwicklungen ihrer Sprösslinge bei Eltern meistens total falsch. Er kommt und das Reich Gottes bricht sich seine Bahn.

Nur womit soll ich das Reich Gottes vergleichen? Mit einem Senfkorn, das man im Garten sät und aus dem ein wunderbarer Baum wird. Darin können sich die Vögel ihre Nester bauen und fröhlich sein. Das Reich Gottes ist wie Sauerteig vermischt mit 40 Liter Mehl, das gibt einen guten und herrlichen Teig für allerlei Rezepte. Ich möchte mir heute das Hereinbrechen des Reiches Gottes wie die Geburt eines kleinen Babys vorstellen. Von Geburt an bringt dieses Kind mit allem, was es tut,s die Umwelt gehörig durcheinander.

Die Freude an Advent, an der Ankunft Gottes bei uns Menschen, ist wohl vergleichbar mit dem Gefühl, wenn Väter oder Mütter zum ersten Mal ihr Kind in den Armen halten. Gott verändert unser Leben immer wieder radikal. Und er ruft uns zu: Alle Kinder sollen es einmal besser haben! Das ist unsere verdammte Pflciht und Aufgabe auf Erden.

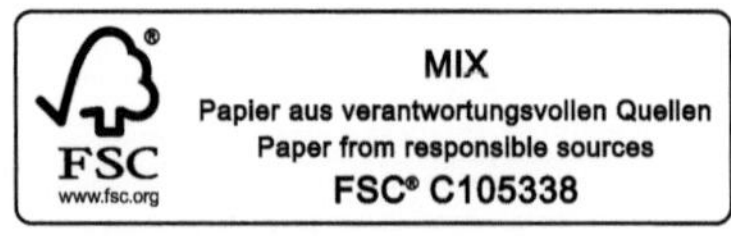

Printed by Books on Demand GmbH, Norderstedt / Germany